Timo Niessner

FREIATMEN

TIMO NIESSNER

FREI ATMEN

Nutze die **Essenz des Apnoetauchens** und **bereichere dein Leben** mit Atemübungen, die deine **mentale und körperliche Gesundheit** stärken

KOMPLETTMEDIA

Klimaneutral
Druckprodukt
ClimatePartner.com/13336-1905-1001

MIX
Papier | Fördert gute Waldnutzung
FSC
www.fsc.org
FSC® C106954

Originalausgabe
2. Auflage 2025
Verlag Komplett-Media GmbH
2024, München
www.komplett-media.de
ISBN: 978-3-8312-0629-2
Auch als E-Book erhältlich

Lektorat: Redaktionsbüro Diana Napolitano, Augsburg
Korrektorat: Elisa Garrett, Bayreuth
Umschlaggestaltung: FAVORITBUERO, München
Layout & Illustrationen: Heike Kmiotek, www.heike-kmiotek.de
Satz: Buch-Werkstatt GmbH, Bad Aibling
Druck & Bindung: Florjancic tisk d.o.o., Maribor
Gedruckt in der EU

Aufgrund der besseren Lesbarkeit habe ich mich in diesem Buch gegen das Gendersternchen entschieden. Dafür verwende ich abwechselnd und ausgewogen sowohl das generische Maskulinum als auch das Femininum, um anzuzeigen, wie wichtig mir ein diverses Bild unserer Gesellschaft ist. Alle weiteren Geschlechteridentitäten werden dabei ausdrücklich mitgemeint.

FÜR LIAM UND INES,

die mir täglich zeigen,
wie kostbar jeder Moment
dieses Lebens ist.

INHALT

MEIN ANTRIEB:
Das Abenteuer unter Wasser und der Weg zu mir

Meine Augen öffnen sich, nicht weil ich es will, sondern weil es der Moment ist, dem ich mit offenen Augen begegnen soll. Was ich sehe, ist Schmerz, Einsamkeit, Trauer, Hilflosigkeit, Verletzlichkeit. Was ich fühle, ist ein mich aufnehmendes unendliches Blau, weiche Wellen über mir, tanzende Sonnenstrahlen verschmelzen, Lichtblitze, die mein Herz vor Leichtigkeit überschäumen lassen. Die Gewissheit, angekommen zu sein. Diesen Kampf mit der eigenen Sicht, dem Verstand erklären zu wollen, was die Augen nicht sehen können. Diesen Kampf kenne ich nicht nur unter Wasser. Aber muss es ein Kampf sein? Kann ich nicht auch meine Sicht ändern, meinen Glauben hinterfragen, mehr zu mir finden, ganz ohne einen innerlichen Kampf?

Lass mich dich auf eine Reise mitnehmen. Eine Reise voller Grenzen, deren solide Mauern nicht in Höhe oder Dicke gemessen werden können. Denn diese Grenzen stecken in uns. Mal sehen wir sie, mal schauen wir weg, mal wollen wir erst gar nicht nach ihnen suchen, aber sie existieren, und das wissen wir.

Wir besitzen alles Nötige, um uns diesen Grenzen zu stellen, sie zu meistern und aufzulösen. Als Erstes brauchen wir den Willen, etwas verändern zu wollen. Dabei sprechen wir jedoch nicht gleich von tiefen Einschnitten in unser Leben. Sieh es eher als eine Reise. Ganz gleich ob Wochenendtrip, Jahresurlaub oder mit dem Rucksack einmal um die Welt. Auch dort wird es neue Situationen geben, auf die du dich einstellen darfst. Das Tempo dabei gibst du vor, und es soll sich immer richtig für dich anfühlen.

Ich werde dich auf deiner Reise begleiten, mit dir Atemtechniken und persönliche Erfahrungen teilen, abtauchen in das Blau der Weltmeere und eintauchen in eine ganz besondere Welt der Atmung. Du bekommst Übungen an die Hand, die du sofort

umsetzen kannst und die deinen persönlichen Veränderungsprozess unterstützen können.

Mein Element ist das Wasser, jedoch ist das Meer auch mein Spiegel, der mich den ungeschminkten Wahrheiten meines Lebens ins Auge blicken lässt.

Die daraus entstehenden Momente des inneren Tumults, die mir zeigen, dass mein erwünschtes Leben eher gesellschaftlichen Erwartungen entspricht, die mich immer weiter dazu bringen, mich von mir zu entfernen, anstatt mich bei mir ankommen zu lassen. Ich kenne sie nur zu gut, vor ihnen hatte ich Angst, noch bevor ich wusste, dass auch sie tief in mir existieren. Was ich daraus lernte? Es ist immer Luft nach oben, auch dann, wenn ich glaube, mit dem Rücken an der Wand zu stehen, nicht mehr atmen zu können.

Wie dieses Buch funktioniert

»Freiatmen« ist kein Buch, in dem eine Atemtechnik nach der anderen erklärt wird. Vielmehr soll es dir verständlich machen, wie Atemtechniken auf verschiedene Lebenssituationen anwendbar sind, und es soll einen detaillierten Einblick in die Möglichkeiten und Wirkungsweisen der Atmung geben. Mein Ziel ist es, dir direkt etwas an die Hand zu geben. Geschichten, mit denen du dich vielleicht identifizieren kannst; Atemtechniken, die du ausprobieren und Übungen, mit denen du direkt loslegen magst.

Für mich sind die eigenen Erfahrungen mit der Atmung eine emotionale, faszinierende Reise ins Unterbewusstsein. Auch mentale Prozesse sind direkt mit den Atemtechniken verwoben und spielen eine entscheidende Rolle für deren Wirksamkeit. Stell dir vor, du begehst deine ganz eigene Atemreise, in der du dir erlaubst, dich selbst zu öffnen, um neue Erfahrungen zu machen.

Es gibt zu jeder Atemtechnik Atemübungen mit verschiedenen Schwierigkeitsgraden, die an deinen eigenen Trainingsstand angepasst werden können. In den ersten Kapiteln erkläre ich dir die funktionellen Grundlagen der Atmung, die sich bis zum Ende des Buchs in komplexe Atemübungen nahtlos einfügen. Auch wenn bereits alles Nötige in dir steckt, um die meisten Übungen anwenden zu können, benötigt es oft ein längeres Training, um die Atemtechniken wirklich zu meistern. Nimm dir genug Zeit für die Umsetzung der Inhalte dieses Buches.

Damit du ein Gefühl davon bekommst, welcher Weg mich an den Punkt gebracht hat, an dem ich heute stehe, nehme ich dich im ersten großen Kapitel »Einatmen« mit an meinen Geburtsort und in meine Zeit als Jugendlicher bis hin ins Studium. Die dort beschriebenen Ereignisse sind chronologisch aufgebaut, um zu verstehen, woher mein Antrieb kommt. Auch das letzte große

Kapitel »Ausatmen« endet mit chronologischen Ereignissen, die zu meinem aktuellen Punkt auf diesem Weg geführt haben.

Der Hauptteil des Buchs »Atempause« wird durch einen erlebten Apnoetauchgang, an dem sich unterschiedliche Schlüsselerlebnisse meines Lebens als persönliche Geschichten orientieren, bestimmt. Sie bauen nicht chronologisch aufeinander auf, werden aber im Verlauf meiner Vita zugeordnet. All meine erlebten Schlüsselmomente unterstützen mich heute dabei, gelassen durch den Sturm zu gehen, bei mir zu sein oder den Aufgaben des Lebens als zu meisternde Herausforderungen zu begegnen.

Damit du die Geschichten dem zeitlichen Verlauf und den Schauplätzen meines Lebens zuordnen kannst, findest du anbei meine Vita in Stichpunkten:

1984	geboren in Sindelfingen
1986–2004	aufgewachsen und Schule in Böblingen
2004–2005	Entdecken des Gerätetauchens in Australien und Mittelamerika
2005–2012	Studium der Sportökonomie auf Diplom an der Universität Bayreuth. Erasmus in Gran Canaria (Spanien) Mehrere Auslandsaufenthalte, Praktika, Tauchjobs und Weiterbildungen weltweit, in den Semesterferien und darüber hinaus.
2012–2013	Als Gerätetauchlehrer in mehreren Ländern aktiv. Erste Apnoetaucherfahrung und Ausbildungen.
2013–2015	Freiberuflicher Teamleiter für Automobil-Events
2014	Ausbildung zum Systematischen Business Coach (SHB), Angst-Coach und Apnoelehrer. Gründung meines ersten Unternehmens FREEDIVE YOUR LIFE.
2014–2020	Weltweite Tätigkeiten als Atem-Coach, Apnoelehrer und Business-Coach. Zahlreiche Weiterbildungen und Selbsterfahrungen zur Atmung und dem Apnoetauchen.
2020–heute	Entwicklung der Breathwork Coach / Atemtrainer Ausbildung RESTORATIVE BREATHING®. Umzug nach Teneriffa und Graz. Familiengründung.

Empfehlungen für die Atemtechniken und Übungen

- Die Stretchings bedürfen einer langsamen Herangehensweise und du solltest dich vor jeder Übung aufwärmen. Gehe nur Schritt für Schritt in die Dehnungen hinein, auch wenn die Dehnung primär über die Ein- oder Ausatmung stattfindet.

- Bitte verzichte vor den Atemübungen auf ein üppiges Mahl und wahrnehmungsverändernde Substanzen wie Koffein, Nikotin, Alkohol, THC o. Ä. Diese können die Effekte der Atemübungen verfälschen, verstärken oder hemmen.

- Alle Übungen, die in Verbindung mit Wasser stehen, sollten nur zusammen mit einem erfahrenen und qualifizierten Apnoelehrer ausprobiert oder angewandt werden. Bitte niemals Luftanhalte-Übungen allein im Wasser oder mit einer nicht qualifizierten Person probieren, trainieren oder durchführen.
  Während ich dieses Buch schrieb, verunglückte während eines Tauchgangs einer meiner Lehrer. Er kannte seinen Körper wie kaum ein anderer, brach viele Rekorde und respektierte seine Grenzen. An diesem einen Tag passierte jedoch etwas, auf das er nicht vorbereitet war, und es kostete ihn viel zu früh sein Leben. Für mich war es ein erneuter Reminder, nicht leichtfertig mit meinen eigenen Grenzen umzugehen, auch das möchte ich dir mit auf den Weg geben. Gib dir daher bitte die Zeit, alle erwähnten Techniken und Übungen auszuprobieren und dich Schritt für Schritt heranzutasten.

- Die im Buch als optimal beschriebene Sitzposition ist ein gerader Rücken mit dem Kopf in der Verlängerung der Wirbelsäule und den Knien unterhalb der Hüfte. Nutze hierfür gern eine Matte, Blöcke, Kissen, eine Meditationsbank, die Stuhlkante oder die Kante deiner Couch. Das Wichtigste dabei ist, dass es für dich gemütlich ist und du in dieser Position für mehrere Minuten entspannt verweilen kannst.

- Ganz gleich, wann du bei den Übungen aussteigst, es ist völlig okay, es nicht bis zum Schluss durchzuhalten oder auch nur einen Teil des Trainings abzuschließen. Die Übungen sollen Spaß machen, auch wenn es vielleicht eine Weile dauern wird, bis du der einen oder anderen Übung mit einem Lächeln begegnest.

DISCLAIMER

Wenn einer der unten genannten Punkte bei dir zutrifft, bitte ich dich, die hochaktivierenden Atemübungen Full Yogic Breath (➔ Seite 141) und Electric Motion (➔ Seite 150), nicht außerhalb deiner Komfortzone durchzuführen. Möchtest du eine dieser Übungen trotzdem machen, klär dies bitte davor mit deinem Arzt oder Therapeuten ab.

- Schwangerschaft ab dem 3. Monat
- Einnahme von Psychopharmaka
- Besuch einer Traumatherapie
- Offene unausgeheilte Wunden
- Kürzliche Hirn- oder Torso-Operationen
- Probleme mit dem Herz-Kreislauf-System
- Andauernde psychotherapeutische Behandlung
- Herzschwäche
- Epilepsie oder Multipe Sklerose

EIN ATMEN

Unser Leben beginnt mit einer ersten Einatmung und endet mit einer letzten Ausatmung. Dazwischen liegen im Durchschnitt 551 880 000 Atemzüge. Obwohl die Atmung ein autonomer Prozess unseres Körpers ist, können wir zwischen Geburt und Tod unsere Atmung aktiv beeinflussen.

Hierbei unterliegt die Beeinflussung unserer Atmung einem Zusammenspiel aus drei Komponenten: dem mentalen Zustand, der körperlichen Verfassung und dem erlernten Atemrhythmus. Ändert sich also unser mentaler oder körperlicher Zustand, passt sich die Atmung direkt daran an.[1]

Die Besonderheit besteht darin, dass wir willentlich unsere Atmung verändern können und damit direkt auf unser vegetatives Nervensystem und seine Prozesse einwirken.[2]

»Die schönste

HARMONIE

entsteht durch Zusammenbringen der Gegensätze.«

– HERAKLIT –

MUT GEWINNEN:

Mal die Luft anhalten, den richtigen Fokus setzen und neue Ziele erkennen

Die Atemübungen in den folgenden Kapiteln spielen mit den bewusst beeinflussbaren Teilen des vegetativen Nervensystems: dem Sympathikus und dem Parasympathikus. Damit du diese Zusammenhänge von Anfang an verstehst, erläutere ich dir hier ihre Wirkungsweisen.

Der Sympathikus und der Parasympathikus sind zwei Teile des vegetativen Nervensystems, die eine wichtige Rolle bei der Regulation verschiedener Körperfunktionen spielen. Sie wirken oft gegensätzlich zueinander und bilden eine fein abgestimmte Balance, um den Körper auf verschiedene Situationen vorzubereiten und aktiv zu reagieren. Diese beiden Systeme arbeiten in einer dynamischen Wechselwirkung, um einen inneren Gleichgewichtszustand des Körpers aufrechtzuerhalten.

Der Sympathikus wird oft als »Fight and Flight Response« bezeichnet. Er ist aktiviert, wenn der Körper mit stressigen oder bedrohlichen Situationen konfrontiert wird. Der Sympathikus bereitet den Körper auf eine schnelle und energetisch intensive Reaktion vor, um entweder gegen eine Bedrohung zu kämpfen, oder vor ihr zu fliehen. Die Aktivierung des Sympathikus führt zu einer Erhöhung der Herzfrequenz, einer Erweiterung der Atemwege und einer Freisetzung von Stresshormonen wie Adrenalin.

Der Parasympathikus hingegen wird oft als »Rest and Digest Response« bezeichnet. Er ist aktiviert, wenn der Körper sich in einer entspannten Umgebung befindet und keine unmittelbare Bedrohung besteht. Er fördert die Erholung, die Verdauung, die Speicherung von Energie und initiiert restaurative Prozesse. Er senkt die Herzfrequenz und erhöht die Aktivität des Verdauungstrakts.

Die Interaktion zwischen Sympathikus und Parasympathikus ist entscheidend, um sicherzustellen, dass der Körper angemessen auf verschiedene Situationen reagiert und ein stabiles inneres Gleichgewicht aufrechterhält. Die Aktivierung des einen Systems führt dabei zur Hemmung des anderen Systems und umgekehrt. Diese Balance ermöglicht es dem Körper, seine Ressourcen je nach Bedarf zu aktivieren oder zu erhalten.

Wenn du plötzlich einer gefährlichen Situation in unserem Alltag, beispielsweise einer Prüfung, gegenüberstehst (Stressmoment), wird der Sympathikus aktiviert, um deine Herzfrequenz zu erhöhen, deine Atmung zu beschleunigen und Energie für den Kampf oder die Flucht bereitzustellen. Sobald die Bedrohung vorbei ist, wird im Idealfall der Parasympathikus aktiviert, um den Körper in einen entspannten Zustand zurückzuführen, die Herzfrequenz zu senken und die Verdauung wieder aufzunehmen.

Leider reagiert unser Nervensystem in unserer westlichen Gesellschaft eben auch auf nicht lebensbedrohliche Situationen mit einer hohen sympathischen Aktivität. Dies kann dazu führen, dass wir durch eine zu schnelle Atmung uns zwar wach fühlen, aber Teile unseres Gehirns mit Blut unterversorgt werden. Dies ist einer evolutionsbedingten Umverteilung des Bluts geschuldet, die uns primär schützen sollte. Konkret können folgende Gehirnareale während akuten Stresses weniger durchblutet sein:

Der präfrontale Cortex ist für komplexe kognitive Funktionen wie Urteilsvermögen, Entscheidungsfindung, Impulskontrolle und Problemlösung verantwortlich. Eine abnehmende Durchblutung kann dazu führen, dass rationale und reflektierende Denkprozesse beeinträchtigt werden. Zeitgleich kann der Hippocampus weniger durchblutet werden. Dieser ist wichtig für die Gedächtnisbildung und Lernprozesse. Kurzfristig können dadurch das Gedächtnis und die Fähigkeit zur Informationsverarbeitung beeinträchtigt werden.

Dazu kommt die Amygdala, der Mandelkernkomplex. Sie spielt eine Schlüsselrolle bei der Verarbeitung von Emotionen, insbesondere bei der Angstreaktion. Während akuten Stresses kann die Durchblutung der Amygdala erhöht sein, was zu einer verstärkten Reaktion auf bedrohliche Reize führen kann.

Im Alltag können das Klingeln des Handys, Nachrichten, Social Media, Werbeanzeigen, Stimmen in der Bahn oder genereller Lärm eine konstante erhöhte sympathische Aktivierung zur Folge haben. Diesen Zustand sollten wir langfristig vermeiden oder ausgleichen, da er sehr viel Energie kostet und zu einer Überreizung bis hin zu verschiedenen Krankheitsbildern führen kann.

Meist sind wir im Alltag unserer westlichen Gesellschaft zu hoch aktiviert. Dazu gehören Situationen, die unser Gehirn als »lebensbedrohlich« einstufen kann, wie das Öffnen unseres E-Mail-Programms. Diese Reaktion kann unsere Atmung langfristig so verändern, dass sie sich auf einen anhaltenden Alarmzustand einpegelt. Um diesen Zustand auszugleichen und vorzubeugen, schauen wir uns nun die funktionelle Grundlage unserer Atmung an. Hierbei spielen wir lediglich mit zwei Variablen unserer Atmung:

1. Die Geschwindigkeit

Diese bezieht sich darauf, wie schnell wir ein- und ausatmen und wie lange die Atempause nach der Ein- und/oder Ausatmung ist. Im Folgenden nennen wir sie die **Atemfrequenz**. Diese kannst du in Sekunden (Zeit) oder Schritte (Gefühl) unterteilen. Schritte sind dabei Teil-Atmungen, um deine Lunge zu füllen oder zu leeren.

2. Die Tiefe
Wie tief wir ein- und ausatmen, hängt eng mit den Bereichen zusammen, die wir durch unsere Atmung aktiv anspielen können. Im Folgenden nennen wir sie die **Atemtiefe**.

Die Einatmung ist ein primär aktiver Prozess, bei dem die Atemmuskulatur aktiviert wird und über ein Vakuum Luft in die Lunge hineinzieht. Während dieses Vorgangs findet eine Aktivierung unseres Körpers statt. Die Ausatmung ist ein primär passiver Prozess, bei dem sich die Atemmuskulatur entspannt, wobei die Luft aus unserer Lunge fließt und über Mund und/oder Nase unseren Körper verlässt.

Der Brust-Bauch-Test

Um natürlich und tief einatmen zu können, benötigst du das Gefühl für den Raum, den du mit einer Einatmung einnehmen kannst. Damit du besser nachvollziehen kannst, was ich meine, machen wir erst mal einen Test.

Teil 1

Zähle von 3 runter bis 0 und atme zeitgleich ganz aus. Atme anschließend nur durch die Brust so tief ein wie möglich, ein kleines bisschen geht noch, ja, sehr gut, und jetzt die Luft anhalten. Atme nun zusätzlich tief in deinen Bauch ein und fülle auch diesen Bereich, so gut es geht.

Fühlt sich das komisch an? Wie gern würde ich jetzt das Fragezeichen auf deiner Stirn sehen, denn das geht gar nicht. Sobald wir in die Brust eingeatmet haben, verlieren wir den Zugriff auf das Volumen in unserem Bauchraum.

Spüre mal rein, wie sich dieser Atemzug angefühlt hat, und lass die Luft aus dir herausfallen. Realisierst du jetzt, wie wichtig es ist, primär dein Zwerchfell über die Bauchatmung zu nutzen? Nicht? Dann mach gleich den zweiten Teil des Tests.

Teil 2

Zähle von 3 runter bis 0 und atme zeitgleich ganz aus. Atme anschließend durch deinen Bauch ein, fülle ihn, so gut es geht, und atme dann weiter ein. Lass jetzt auch die Luft in deinen Brustkorb wandern und fülle ihn, bis du wirklich voll bist.

Spür mal rein, wie sich dieser Atemzug angefühlt hat, vergleiche ihn mit dem ersten Versuch, der nur durch die Brust ging, und lass die Luft wieder aus dir herausfallen. Wie hat sich diese Einatmung angefühlt? Voller? Mehr Raum?

Wie du merkst, kannst du durch die bewusste Nutzung der zwei erwähnten Bereiche, Bauch und Brust, viel mehr Luft einatmen. Komm, lass uns noch mehr Raum schaffen. Du wirst überrascht sein, wie viel Luft du zukünftig ein- und ausatmen kannst.

Das magische Dreieck der Atemgase

Lust auf einen Gascocktail? Also einen gesunden, sogar sehr gesunden Gascocktail? Es gibt da nämlich ein Gas, das in unserem Körper produziert wird und einen wichtigen Beitrag als Atemgas leistet: das Stickstoffmonoxid.

Ich nenne das Zusammenspiel von Sauerstoff, Kohlendioxid und Stickstoffmonoxid gern das magische Dreieck der Atemgase, denn wir können willentlich mit diesen drei Gasen spielen, sie mit unserer Atmung bewusst beeinflussen.

Stickstoffmonoxid wurde bereits 1992 von der Fachzeitschrift »Science« aufgrund seiner Wichtigkeit für im Körper ablaufende Prozesse zum »Molekül des Jahres« gekürt. Der in unserem Körper produzierte Stickstoffmonoxid-Nebel reguliert unter anderem den Gefäßdurchmesser, den Blutdruck und die Blutgerinnung. Produziert wird das Gas von der innersten Wandschicht der Blutgefäße, dem Endothel.[3] Relevant für die Sauerstoffaufnahme wird Stickstoffmonoxid direkt bei deiner Einatmung, jedoch nur dann, wenn du durch die Nase atmest. Hierbei wird bis zu 100-mal[4] mehr Stickstoffmonoxid vom Naseneingang bis zu den Nasennebenhöhlen produziert als in den danach folgenden Luftwegen bis zur Lunge. Dieser Stickstoffmonoxidnebel wandert nach der Einatmung über die Nase bis in die Alveolen (Lungenbläschen), öffnet die Gefäße und verbessert damit die Aufnahme von Sauerstoff.[5] Zusätzlich ist Stickstoffmonoxid ein Schlüssel bei der Produktion von Surfactant, das die Oberflächenspannung in den Alveolen reguliert sowie Ödeme und einen Lungenkollaps verhindert.

Surfactant (Surface active agent) wird von den Lungenzellen produziert. Die Substanz verringert die Oberflächenspannung der Lungenbläschen (Alveolen), damit sich die Lunge gut entfalten kann. Dank der elastischen Struktur der Lunge und ihrer oberflächenaktiven Substanz (Surfactant) verkleben Alveolen nicht. Surfactant wirkt der natürlichen Tendenz der Alveolen entgegen und verhindert, dass sich diese schließen.

Da die Nasenöffnungen deutlich kleiner sind, erzeugt die Nasenatmung in wachem Zustand einen bis zu 50 Prozent höheren Atemwiderstand als eine Mundatmung. Durch die so verlangsamte Atmung und gesteigerte Stickstoffmonoxidproduktion kann dein Blut in der Folge 10–20 Prozent mehr Sauerstoff aufnehmen.[6] Wenn du nun eine volle tiefe Atmung mit einer Nasenatmung kombinierst, maximierst du den Gasaustausch, steigerst die Sauerstoffaufnahme, aktivierst deinen Parasympathikus und bist damit viel leistungsfähiger, präsent und unterstützt deinen Körper bei einer aktiven körperlichen sowie mentalen Regeneration.

Weitere positive Effekte einer Nasenatmung sind:

- Öffnung der Nasennebenhöhlen
- Reinigung der Atemwege
- Ent- und Befeuchtung der Atemluft
- Reduzierung der Atemfrequenz
- Aktive Schmutz- und Virenschranke
- Besserer und effizienterer Gasaustausch
- Förderung der Durchblutung
- Vasodilatation der Atemwege

Da die reine Mundatmung viele Benefits der Nasenatmung vereitelt, wird sie leider meist als eine nicht erwünschte Art zu atmen gesehen. Die Mundatmung trägt jedoch auch zu vielen psychophysiologischen Prozessen bei, die für uns, abhängig von der Situation, wünschenswert sein können. Dazu gehört der Effekt, einfacher ins Unterbewusstsein abtauchen zu können, wie du im Kapitel »TURN« (→ Seite 147 ff.) noch erfahren wirst. Eine reine Mundatmung kann viele negative Auswirkungen auf deinen Körper, das Nervensystem sowie deinen mentalen Zustand haben.

Im Detail können folgende Effekte der Grund einer primären Mundatmung sein:

- Chronische Hypokapnie (→ Seite 145)
- Chronische Hyperventilation und Tachypnoe (→ Seite 74)
- Atemnot

- Kurzatmigkeit
- Durchblutungsstörungen
- Primäre sympathische Aktivierung auch in ruhigen Momenten
- Erhöhtes Stressempfinden
- Konzentrationsprobleme
- Schnarchen
- Schlafapnoe
- Verringerte Regenerationsfähigkeit
- Trockener Mund und Mundgeruch
- Beeinträchtigte Mundgesundheit bis hin zu Karies und Parodontose
- Verringerte Immunabwehr
- Chronische Entzündungen der Nasennebenhöhlen
- Verstopfte Nase
- Erhöhter Puls und niedrige Herzratenvariabilität
- Geringere Leistungsfähigkeit
- Häufige Müdigkeit im Alltag

Die Autoren Sandra Kahn und Paul R. Ehrlich sehen sogar einen direkten Zusammenhang von einer primären Mundatmung mit einer Veränderung des Kiefers bis hin zu schiefen Zähnen.[7] Die genannten Effekte dienen dir als Beispiele und Referenzen, damit du feststellen kannst, ob bei dir eine primäre Mundatmung vorliegen könnte. Sobald du zu einer primären Nasenatmung wechselst, wirst du schnell bemerken, wie sich einige dieser Effekte verändern.

Persönlich integriere ich eine reine Nasenatmung in mein hochintensives Training genauso wie in über den Tag hinweg eingebaute Atemroutinen über Luftanhalte-Phasen, Kohlendioxidtraining bis hin zu deaktivierenden Atemübungen. Seit ich vor einigen Jahren damit anfing, öffneten sich meine Nasennebenhöhlen, hörte ich auf zu schnarchen, schlafe seither erholsamer und es hat sich auch eine reine Nasenatmung über Nacht bei mir etabliert.

Ein weiterer positiver Effekt der gezielten Nasenatmung ist die maximierte Aufnahme des selbst produzierten Stickstoffmonoxids. Atmest du nur durch den Mund, nimmst du den in großen Mengen produzierten Stickstoffmonoxid nicht über deine Einatmung auf. Deine Atemwege können nicht von einem in den Nasennebenhöhlen produzierten erhöhten Stickstoffmonoxidgehalt profitieren.

Zusammenfassend gesagt: Eine reine Nasenatmung ist während eines Großteil des Tages die optimale Variante. Während der Atemübungen in diesem Buch spiele ich bewusst mit dem Wechsel von Mund- und Nasenatmung, um die Effizienz bestimmter Atemtechniken zu verbessern.

Eine **natürliche Atmung** definiere ich dabei wie folgt:

- eine primäre Nasenatmung
- eine horizontale Bauchatmung
- mögliche Expansion der Lunge in die Bereiche: Bauch, horizontal, unterer Rücken, oberer Rücken und Brust
- eine Atemfrequenz in Ruhe zwischen 6 bis 10 Atemzügen[8]
- ein bewusstes Spiel zwischen Mund- und Nasenatmung

Die meisten Menschen in unserer westlichen Gesellschaft haben sich leider aufgrund von Angstzuständen, Stress oder anderen emotionalen Zuständen eine unnatürliche Atmung angeeignet.[9] Ich zeige dir, wie du dir eine natürliche Atmung wieder aneignest.

Aufbau einer Atemsession

Jede Atemsession besteht aus drei Phasen. Die Übungen in diesem Buch kannst du final direkt diesen Phasen zuordnen. Möchtest du also deine eigene Atemsession gestalten, baue sie anhand der folgenden Phasen auf, ganz gleich wie lange deine Session geht:

Phase 1 – Vorbereitung

Der Start in deine Atemsession. Hierzu gehört ein Warm-up, wie Stretchings oder eine Wahrnehmungsübung.

Phase 2 – Aktion

Das ist der Kern der Atemsession, mit Fokus auf den erwünschten Effekt wie: Entspannung, einen klaren Kopf oder das Erschließen von einem größeren Lungenvolumen.

Phase 3 – Regeneration

Ende und Herausführen aus der Atemsession beinhaltet meist eine deaktivierende oder beruhigenden Übung.

Alle Atemtechniken und Übungen kannst du auch isoliert üben. Den größten Effekt haben sie jedoch, wenn du erst die funktionelle Grundlage deiner Atmung beherrscht. Anschließend wirst du jede Atemtechnik weiter ausbauen können. Du wirst sehen, damit fällt es dir leichter, auch die verschiedenen Varianten umzusetzen und ihre Effekte voll auszukosten.

MEINE STORY: Es muss sich etwas ändern

Meine Augen schließen sich, der Blick taucht nach innen ab. Ich atme tief ein, atme ganz aus und halte nun, so lange ich kann, die Luft an. Das bringt mich ganz in den Moment, in meinen Körper, zu mir. Es herrscht Ruhe. Ein anschwellendes Schlagen meines Herzens, als wolle es sich einen Weg durch meinen Brustkorb ins Freie erkämpfen, lässt mich kurze Zeit später wieder einatmen. Wirre Gedanken tanzen durch meinen Kopf, während mein Herz zu einem normalen Schlag-Rhythmus zurückkehrt. Warum mache ich das?

Ich stehe an der Bushaltestelle und warte auf die 701, die mich aus der Stadt zurück in mein behütetes Heim bringen soll. Da bricht dieser Gedanke wie ein Keim aus meinem Herzen empor. »Du bist leer, obwohl du glaubst, alles zu haben, was dich erfüllt. Du spürst es. Es fehlt etwas. Dies ist nicht dein Leben. Timo, du gehörst hier nicht hin.«

Der 15-jährige Teenager, der zu diesem Gedanken gehört, bin ich. Timo Niessner. Aufgewachsen im Herzen des schwäbischen Automobils, nie einen Mangel gekannt, in ein leichtes privilegiertes Leben gebettet wie in weichste weiße Daunenbettwäsche. Dieser erste Keim, er wuchs weiter, nahm sich Raum, ließ mich hinterfragen, was mich erfüllt. Er war der Anstoß zu wissen, es müsse sich etwas ändern, aber was? Und wie?

Es sollte noch weitere 14 Jahre dauern, bis ich mich entschied, dieser Welt, die so schön aussieht und gespickt ist mit Verlockungen, den Rücken zu kehren, loszulassen, meinen eigenen Weg zu suchen und diesen stattdessen zu beschreiten.

Bis dahin lernte ich Beziehungen, die man mir vorlebte, zu hinterfragen, mogelte mich durch das Abitur und erfüllte mir direkt danach meinen Kindheitstraum: den Tauchschein am Great Barrier Reef in Australien. Dafür ging es vor der Abreise für mehrere Monate ans Fließband, denn wenn ich ans andere Ende der Welt reise, dann bitte mit vollen Taschen. Sicherheit ist schließlich das Wichtigste im Leben, so wie ich es als guter Schwabe von Tag eins an mit der Muttermilch aufgesaugt habe.

Raus in die Welt

Angekommen in Down Under, mit nur einem Ziel, so viel zu tauchen wie möglich, erwartete mich nach 18 Jahren Jump-and-Run ein Endgegner, den ich bisher mit allerlei Ablenkungen schaffte, von mir fernzuhalten: die Einsamkeit. Darauf hatte mich keiner vorbereitet. Auf den Bildern sah es dort so schön aus, so soll es sich jetzt bitte auch anfühlen.

Um ehrlich zu sein, machte ich mir vor dem Abflug keine Gedanken darüber, was ich allein mit mir anfangen sollte. Wie das Schicksal es so wollte, ging meine angedachte Reiseroute entgegen der aller anderen Reisenden. Dank meiner nicht vorhandenen Recherche wusste ich auch nicht, dass es an meinem Zielort gerade Regensaison ist und es somit kaum Touristen wie mich, geschweige denn viel zu tun gibt, für einen Schwaben, der das erste Mal seine weiche weiße Daunenbettwäsche mit der großen Welt tauscht.

Während ich also gerade mit Endgegner eins, der Einsamkeit, kämpfte, gesellte sich sein guter Freund, der Schmerz, dazu. Schön, dass ihr mir beide genau jetzt und hier einen Spiegel vor Augen haltet. Was gibt es denn für einen schöneren Ort, als am anderen Ende der Welt mit den eigenen Endgegnern am Tisch zu sitzen. All das ohne meine gewohnte Umgebung, mit der ich mich von meinen eigenen Themen ablenken könnte.

Hilflos trauerte ich meinem behüteten Leben hinterher und fühlte mich so verletzlich wie nie zuvor. Was ich damals noch nicht wusste:

DIESE ZWEI ENDGEGNER, EINSAMKEIT UND SCHMERZ, WAREN DAS GRÖSSTE GESCHENK, DAS ICH AUF DIESER REISE ERHIELT.

»Na dann, zurück in die alten Routinen. Beschäftige dich, geh tauchen. Dafür bist du doch schließlich hier«, meldete sich mein Kopf. Alles klar, dann Stahlhelm auf und durch, die Endgegner kriege ich schon irgendwie bezwungen.

Als ich das erste Mal im Great Barrier Reef meinen Kopf unter Wasser steckte, oder eher gesagt mit einem großen Schritt und ohne Sicht hineinstolperte, hatte ich direkt das Gefühl, hier richtig zu sein. Es waren nicht die Fische, Korallen oder die Fähigkeit, unter Wasser atmen zu können, die mich in ihren Bann zogen. Es war das Gefühl zu schweben in diesem unendlichen Blau, umarmt zu werden vom Wasser, einer Umgebung Vertrauen zu schenken, für die mein Körper nicht geschaffen ist. So viele einzigartige Eindrücke auf einmal, und das, obwohl ich kurz zuvor noch am Tisch mit meinen Endgegnern gesessen hatte. Wie war das möglich? Hier begann meine wirkliche Reise, durch das Wasser und das Atmen zu mir selbst.

Wusstest du, dass es verdammt laut ist, unter Wasser mit einer Pressluftflasche zu atmen? Mit jeder Einatmung ziehe ich aus dem Atemregler meiner Taucherausrüstung Luft in die Lunge. Beim Ausatmen blubbert es um mich herum, als würde ich durch kochendes Spätzlewasser schwimmen. Da sehe ich vor mir die Riffkante, der Sandboden verschwindet im immer dunkler werdenden Blau. Langsam paddle ich sachte schaukelnd weiter in Richtung dieser Tiefe, es zieht mich förmlich an, als wäre ich ein Kieselstein, der in einen dunklen Brunnen fällt und langsam versinkt.

Es piept an meinem Handgelenk, der Tauchcomputer meldet sich, zu tief, mein Tauchlehrer holt mich zähneknirschend zurück zur Gruppe. Schließlich stecke ich noch mitten in meinem Tauchkurs. Aber was war das, dieses Gefühl, das in mir hochkam, sich Raum suchte und alles andere verblassen ließ?

Wir kommen zurück zum Boot, der böse Blick meines Tauchlehrers zerschellt an mir. Was ich da unten gerade erlebt habe, lässt mich nicht los, das muss ich mir genauer anschauen.

In den folgenden Tauchgängen verspürte ich weiterhin diesen Drang der Tiefe, wurde aber durch die ständigen Aufgaben der Ausbildung und den wachen Blick meines Tauchlehrers daran gehindert, diesem Gefühl erneut nachzugehen. Dieses Gefühl blieb, doch veränderte sich anschließend meine Reise durch Australien und trieb mich weg vom Meer.

Rein ins Hamsterrad

Zurück aus Australien geht es ab an die Universität. Meine Endgegner sind noch immer präsent. Obwohl ich lerne, mit ihnen zu arbeiten, wird mir klar, dass ich nur einsam sein kann, wenn ich nicht bei mir bin. Aber wie komme ich zu mir? Wie finde ich heraus, was mich erfüllt? Und was mache ich bitte in einem Hörsaal, im Winter, während ein, für meinen Geschmack, etwas entrückter Professor mich und meine Kommilitonen als die neue aufstrebende Elite dieses Landes bezeichnet? Mit schüchternem Blick mustere ich aus dem Augenwinkel meine Kommilitonen, in deren Gesichtsausdruck ich meine, die gleichen Gedanken ablesen zu können. Die Schaltzentrale aus meinem Hinterkopf meldet sich wieder: »Timo, du gehörst hier nicht hin.«

Wären da nicht diese unfassbar tollen Menschen um mich herum gewesen, hätte ich in diesem Moment der Universität den Rücken gekehrt. Ach, da war doch noch was ... meine Endgegner. Stimmt, die hielten mich auf Kurs, denn auch wenn sie mir fast körperliche Schmerzen zufügten, konnte ich sie schon damals in ein kleines Kraftwerk umwandeln. Etwas, das mich vorantrieb, wie eine kleine Jolle mitten im Pazifik, die ein laues Lüftchen stetig in eine Richtung treibt.

Gut, ich habe etwas verstanden. Das Wasser lässt mich zu mir kommen, und in der Universität erlange ich ein Know-how, um in dieser Gesellschaft einen Platz zu ergattern, an dem ich gesehen werde, stolz auf meine Leistung sein kann und was aus meinem Leben mache.

Der Drang, diese Tiefe des Meeres erneut zu spüren, zu schauen, was sich darin oder auch dahinter befindet, ließ mich während des Studiums Hörsäle mit Weltmeeren tauschen. In der Karibik, in Spanien, Indien, Kolumbien und Thailand zeigte ich, während und nach meinem Studium, anderen Menschen, welche Anziehung die Unterwasserwelt haben kann. Dabei tauchte ich weiter ab und fand zu einem meditativen Zustand unter Wasser. Einatmen ziehen, ausatmen blubbern, als käme ich nach jedem Tauchgang verändert zurück zur Oberfläche. Als würde ich jedes Mal eine alte Schale meines Selbst auflösen, um gereinigt von diesen äußerlichen Einflüssen, Schicht um Schicht, mehr an meinen inneren Kern zu gelangen. Dieses meditative »Mich bewusst vom Atem tragen lassen«. Nicht mehr denken.

LEERE SCHAFFEN UND DADURCH FREIHEIT BEKOMMEN.

Im Kopf, in der Lunge und im Herzen. Darum geht es. Ich atme bewusst, konzentriere mich nur auf meinen Atem, die Gedanken kommen und gehen, ich bewerte sie nicht, ich schaue sie nur an, die Atmung ist dabei mein Anker. Bewusst atme ich weiter, lasse alles vorbeiziehen. Die Unterwasserwelt ist die Tür, die sich mir öffnet, um diesen Zustand zu erreichen. Es gibt nur wenige Reize, mehr Distanz zum Alltag. All das am besten ohne Geräte, für eine reine, klare Stille. In mir und um mich herum.

Zurück in Deutschland zog mich dann die andere Realität an den Ohren zurück in den Hörsaal und schließlich für mehrere Monate in die Bibliothek zum Lernen. Denn dieses weltweite Abtauchen war nicht sehr zuträglich für einen Abschluss an der Universität. In der Rekordzeit von 12 Semestern hatte ich dann das Diplom Sportökonomie in der Hand, obwohl die meiste Erfahrung, die ich in dieser Zeit machte, sich in meinem Herzen und dem Dickkopf eines Mittzwanzigers manifestierte. Soll erfüllt, jetzt aber raus in die Welt. Weg von daheim. Ab ins Meer, mit meinen Endgegnern spielen und persönlich weiter wachsen.

Warum wollte ich mich schon wieder dieser Einsamkeit stellen, dem Schmerz? Genau, dieses kleine Kraftwerk in mir hat mich dazu gebracht, mich diesen Gefühlen zu stellen. Es hat etwas in mir entzündet, zum Brennen gebracht. Wenn ich also weiß, was ich *nicht* möchte – und das war klar, denn zurück zur Daunenbettwäsche ist keine Option –, muss ich mich meinen Endgegnern, meinen tiefsten Ängsten stellen. Na dann, her mit dem Stahlhelm, es geht wieder los, raus aus meiner gewohnten Umgebung, rein in neue Abenteuer, die Welt tauchend entdecken.

Zur eigenen Kraft finden

Dieser Ritt, in der Konfrontation mit meinen Ängsten, war direkt nach dem Abschluss meines Studiums steinig, jedoch wuchs das kleine Kraftwerk in mir. Je weiter ich mich durch diese neuen Abenteuer von allem Gewohnten entfernte, von Familie und Freunden, desto intensiver lernte ich meine Ängste kennen. Das Meer regelte es erneut, denn ich tauchte nach dem Studium in den Weltmeeren, gab als Tauchlehrer Kurse und sah Dinge, die mich bis heute in ihren Bann ziehen.

Final leerten sich die Taschen, und der Schwabe in mir sehnte sich zurück nach Jump-and-Run, Sicherheit und Geborgenheit. Nach einem halben Jahr kehrte der verlorene Sohn zurück ins Ländle. Die Wohngemeinschaft mit Mutti bot ein neues Level des Spiels. Der Keim war jedoch kein Keim mehr, und die Stimme meldete sich umso lauter: »Timo, du gehörst hier nicht hin!«

WIE ES SO OFT IST,
FÜGEN SICH WEGE,
WENN WIR IHNEN OHNE
WIDERSTAND BEGEGNEN
UND OFFEN SIND FÜR DAS,
WAS AUF UNS ZUKOMMT.

Für mich war es ein neuer Job, natürlich, wie zuvor schon als Tauchlehrer, ein Job, bei dem ich viel unterwegs war, diesmal als Eventmanager in Osteuropa. Was meiner schwäbischen Daimler-geprägten Familie daran nicht schmeckte, war, dass mein Arbeitgeber *Luft anhalten* ein *bayerischer* Automobilhersteller war. Stille. Lange Stille. Tiefe Stille. Dunkelheit. Natürlich schlugen hier wieder zwei Herzen in meiner Brust. Auf der einen Seite die Sicherheit: »Gut machsch des, Kerle. Da verdiensch a heiden Geld«, und zur gleichen Zeit, nur etwas leiser, kopfschüttelnd resignierend: »Timo, du gehörst hier nicht hin.«

Wenn ich doch auf mein Bauchgefühl gehört hätte, wäre ich nie an diesen Punkt in meinem Leben gekommen. Und zwar genau dorthin, wo ich nie hinwollte. Von morgens bis abends Menschen um mich zu haben, für die es wohl nichts Wichtigeres gab als Autos, Luxus und Status.

»Warte mal, was zu Hölle mache ich hier? Ah okay, Geld verdienen, auf Sicherheit setzen, wie mit der Muttermilch aufgesaugt. Gehört dazu, muss ich machen, und wenn möglich immer mehr und mehr und das mit dem Häusle bauen ...« Lassen wir das, ich denke, du weißt genau, wie diese Glaubenssätze tief in uns verwurzelt sein können. Leider war mir das bis hierhin noch immer nicht klar. Als mein Weg dann nach vielen Tausenden Kilometern auf den Straßen Osteuropas zurück ins Ländle führte und man mich fragte, was ich denn so verdiene, traf mich etwas ganz unerwartet, dafür mit voller Härte.

Es ist genug

Als ich erzählte, was ich mit Ende zwanzig verdiente, empfing mich eine alles einnehmende Stille. Dann explodierte etwas in mir. Es stieg in meinem Bauch auf, wurde wärmer, brannte, stieg in meinen Kopf, vernebelte meine Gedanken. Und als ob man mir die Gesellschaftsbrille mit Gläsern aus Flaschenböden vom Gesicht nahm, sah ich zum ersten Mal klar, um was es hier ging. Ich erfüllte die Erwartungen anderer Menschen, erreichte mit Ende zwanzig etwas beruflich, was sich mein Gegenüber für sich gewünscht hatte, und scheffelte das ganze Geld, um einen Status zu erlangen, nach dem ich selbst innerlich nie gestrebt hatte.

Ich lebte das Leben der anderen. Als nähme ich meine Umgebung zum ersten Mal mit all seinen Facetten wahr, erkannte ich nun diesen selbst im Dunkeln blitzenden engen und massiven goldenen Käfig, in dem mein Daunenbettzeug fein säuberlich auf mich wartete. In diesem Moment hakte ich fast ausgebrannt das Kapitel der erlaubten Fremdbestimmung ab, denn sowohl körperlich als auch mental war es kurz vor knapp. »Es muss sich etwas ändern« wurde zu »ICH muss mich ändern«.

Diese Erkenntnis brachte weitere Endgegner ins Spiel. »Lässt du diesen Käfig hinter dir, wirst du einsam sein«, sagte die Einsamkeit. »Du wirst angreifbar sein, man wird dir wehtun können«, sagte die Verletzlichkeit. Mit dem inneren Feuer kam auch die Angst, aber endlich war ich bei mir, konnte mich spüren, meinen Endgegnern mit tränenden Augen ins Gesicht lächeln. Ich bin bereit. Da brach etwas in mir zusammen, gefolgt von einem Sog, der all den Schutt mit sich nahm und Raum schaffte für Neues.

Dir dieser Gefühle bewusst zu werden, ganz bei dir, im Moment zu sein, kann dir das Wasser oder an Land auch die Atmung geben. Es bringt dir Ruhe und Klarheit, dich zu fokussieren und Entscheidungen treffen zu können. Dafür gibt es eine Atemtechnik, die du sofort anwenden kannst. Nimm dir etwas Zeit zur Reflexion, schenke dir Raum zum Atmen. Hierbei kannst du die folgende Übung nutzen.[10]

Steigere deine Aufmerksamkeit – die Gamma-Atmung

In der Gamma-Frequenz erreichst du einen tiefen meditativen, von hoher Aufmerksamkeit geprägten Zustand. Du kannst hier ganz im Moment aufgehen. Du verlangsamst deine Atemfrequenz auf zehn Atemzüge pro Minute, richtest deinen Blick nach innen, nimmst deine Atmung geschärft wahr und gönnst dir eine Auszeit. Diese Übung dauert weniger als 90 Sekunden, und du kannst sie immer und nahezu überall anwenden. Im Idealfall machst du sie mit geschlossenen Augen, dann natürlich nur in einer sicheren Umgebung.

Bei der Gamma-Atmung nutzen wir aktiv unsere Atemfrequenz und kombinieren diese mit einem Wechsel zwischen Mund- und Nasenatmung. Jede Ein- sowie Ausatmung dauert dabei drei Sekunden. Somit erreichen wir eine Atemfrequenz von zehn Atemzügen pro Minute:

[(3 Sek. Einatmen + 3 Sek. Ausatmen) × 10 Atemzüge]

Übungsablauf

Bedeutung der Abkürzungen:
NM = Nase ein / Mund aus
MM = Mund ein / Mund aus
MN = Mund ein / Nase aus
NN = Nase ein / Nase aus

NM – MM – MN – NN
→ Diesen Ablauf wiederholen wir 3-mal.
→ Abschließend kommt noch einmal NM dazu.

Wiederhole diese Übung, wenn du …

- … dich konzentrieren möchtest.
- … das Gefühl hast, nicht bei dir zu sein.
- … dich gestresst fühlst.
- … nicht präsent bist.

… und willkommen im Moment.

AUFBRUCH:
Akzeptieren und Loslassen

Mein Bauch ist ganz locker, die Schultern lasse ich fallen, genauso wie meinen Unterkiefer. Aufrecht sitzend atme ich die Luft durch meine Nase so ein, als wäre die Luft pure Energie. Sie fällt mit jeder Einatmung tiefer in meinen Bauchraum, füllt mich, erfüllt mich, lässt mich diese Energie aufnehmen. Sich in mir auflösen. Mit dem Öffnen meines Mundes lasse ich die nun leere Luft durch einen Ton entweichen. Ich akzeptiere den Moment, dieses Gefühl und lasse mit jedem Atemzug weiter los.

Kennst du dieses Gefühl, wenn eine neue Reise beginnt, die Beine etwas weich sind, der Boden sich anders anfühlt und der innerliche Blick nochmals auf all das fällt, was man zurücklässt?

Etwas ändern zu wollen, bedeutet nicht, dass alles schlecht war, was bisher passiert ist. Ganz im Gegenteil, all das hat uns doch erst an diesen Punkt gebracht. Wir beenden nur ein Kapitel und lassen uns von der Zuversicht tragen, dass die vor uns liegenden weißen Blätter gefüllt werden mit neuen Erfahrungen. Erfahrungen, die diese Leere in uns nutzen dürfen, um aus etwas Neuem etwas Unvergessliches zu erschaffen.

MEINE STORY: Das Meer ist mein Spiegel

Während der letzten Jahre merkte ich, dass meine persönliche Veränderung etwas mit Loslassen zu tun hat. Von heute auf morgen alles auf den Kopf stellen war jedoch nicht das Richtige. Also beendete ich ein letztes bereits zugesagtes Projekt und gönnte mir anschließend eine dreimonatige Atempause. Denn ab jetzt, mit 29 Jahren, folgte ich meinem inneren Impuls und dieser hieß: Meer.

»Du hast es dir verdient«, kam dann prompt wieder der Schwabe in mir hoch. Als müsste ich erst wieder die Taschen füllen, bevor ich mir etwas gönnen darf. Kennst du das? Ein solcher Glaube, der besagt: »Erst wenn du geschafft (fertig) aussiehst, hast du etwas geleistet.« Super, genau so hätte ich mich abrackern sollen, um dann im hohen Alter körperlich nicht mehr in der Lage zu sein, mein Leben leben zu können. Da lerne ich gern von meinen Großeltern, die so vieles gern erlebt hätten, es aber nicht konnten. Nach Flucht, zweifachem Neustart bei null und keinem Back-up blieb ihnen nur das Träumen. Wie oft höre ich heute noch ihre Worte »hätte ich …«, »wäre ich doch damals …« oder »wenn, dann …«. Wann lebe ich denn? Damals? Morgen? Nein. Heute. Und nur jetzt. Es gibt so vieles, was ich nicht machen konnte und in der Zukunft nicht mehr werde machen können, aber jetzt geht es. Also machen.

So packte ich meine Sachen, lernte diese Glaubenssätze in mir zu akzeptieren, mich aber nicht von ihnen bestimmen zu lassen, und machte mich erneut auf die Reise. Es war geplant, nach meinen ersten Erfahrungen mit dem Apnoetauchen in Thailand, nun meinen Apnoelehrer am Roten Meer anzugehen.

Als **Apnoe** wird das Aussetzen der Atmung bezeichnet, ganz gleich ob gewollt oder ungewollt. Das Apnoe-, Freitauchen oder Freediving ist ein Sport, der sowohl als Selbsterfahrung als auch als Wettkampf ausgeübt wird. Dabei unterscheiden sich drei Disziplinen, während derer die Luft angehalten wird.

(1) Mit dem Gesicht im Wasser liegend,
(2) eine Strecke tauchen oder
(3) in die Tiefe tauchend.

Bei (1) liegt das Gesicht im oder unter Wasser. Hier wird so lange die Luft angehalten wie möglich, ohne in Ohnmacht zu fallen. Das Streckentauchen (2) findet primär im Pool statt, wobei eine Strecke in Apnoe ohne Flossen, mit zwei Flossen oder einer Monoflosse zurückgelegt wird. Beim Tieftauchen (3) gibt es weitere Möglichkeiten, in die Tiefe und wieder zurück zur Oberfläche zu kommen. Ohne Flossen, an einem Seil ziehend, mit zwei Flossen, einer Monoflosse oder einem Schlitten, der einen in die Tiefe zieht und wieder an die Oberfläche bringt, oder man schwimmt selbst zurück.

In dieser Zeit unterrichtete ich meine letzten Kurse als Gerätetauchlehrer, dabei meine engsten Freunde, um ab jetzt den ganzen Fokus auf das Apnoetauchen zu legen. Schon zuvor in Thailand verspürte ich den Drang, mich von den ganzen Geräten zu befreien, die zwar schön sind, um die Welt um uns herum zu betrachten, mich jedoch daran hinderten, in mich selbst hineinzuschauen.

Zum Zeitpunkt dieser Reise waren meine Akkus nahezu leer. Das vorherige Leben on-the-go auf den Straßen Osteuropas forderte seinen Tribut. Ich fühlte mich ausgebrannt. Von 20 bis 28 dachte ich noch, ich sei unbesiegbar, den Schlaf hole ich später nach, wichtiger ist es, 18 Stunden durchzurocken. Hauptsache, die Erwartungen erfüllen, den Status hochhalten, es mir beweisen. Final bin ich aber auch dafür dankbar, denn wie ich damals wieder vor Augen gehalten bekam, brannte mich diese Zeit aus, ließ mich schnell körperlich altern und in meiner Freizeit energielos nach Ablenkung streben. Diese Erfahrung war nötig, um zu realisieren, so nicht.

Angekommen am Roten Meer gönnte ich mir die Zeit für mich in der Einsamkeit. Diesen Endgegner wollte ich für mich gewinnen, statt ihn zu bekämpfen. Also endlich wieder ab ins Wasser. Glitzernde Sonnenstrahlen brechen sich in kleinen Wellen an der Wasseroberfläche. Stille. Dieses weiße Licht, es flackert, bricht sich stetig im Rhythmus der Wellen. Wie in einem Spiegel fällt es auf mich zurück. Ich halte die Luft an, lasse mich treiben, falle tiefer, entferne mich von dem Licht. Die Zeit steht still.

Was ist das? Etwas verkrampft, lässt mich aufwachen, realisieren, ich halte mich an einem Seil fest, bin unter Wasser, halte die Luft an. Ein Impuls steigt in mir auf, so schnell, ich kann ihn kaum fassen, nicht zuordnen. Mir geht die Luft aus. In hastigen Zügen ziehe ich mich an dem Seil zurück zur Oberfläche, will atmen. Ich MUSS atmen.

In dieser Grenzsituation prasselten viele, für mich nicht greifbare Reize auf mich ein. Wie unter großem Stress konnte ich diese nicht zuordnen und reagierte impulsiv, indem ich mich der Situation entzog. Erst später lernte ich, mit den damit verbundenen Empfindungen und Gedanken umzugehen. Bis ich andere Menschen ausbildete, genau diesen Moment, der körperlichen Reizüberflutung bis hin zu mentalen Grenzen und tiefen Ängsten, zu genießen. Sie gar zu meistern. Bevor ich so weit war, durfte ich mich in diesem Prozess vielmehr selbst finden.

Von Tag zu Tag lernte ich, mich dieser Grenze zu nähern und mit ihr zu spielen. Die Zeit, den Genuss unter Wasser immer weiter zu verlängern. Anfangs reagierte ich wie früher auf dem Feld als Handball- und Rugbyspieler. Wenn es mit der Technik nicht weitergeht, rohe Kraft einsetzen. Mit der Kraft des Meeres hatte ich damals jedoch nicht gerechnet.

Je tiefer wir tauchen, desto größer wird der umgebende Druck. Lehnen wir uns dagegen auf, gibt unser Gewebe nach und eine Verletzung kann die Folge sein. Bei dem Apnoetauchen spiegelt sich diese Verletzlichkeit des Körpers in den primär mit Luft gefüllten Räumen, wie den Nasennebenhöhlen sowie der Lunge, wider.

Je mehr ich mit dieser Grenze spielte, mich ihr näherte und wieder zurückwich, direkt auftauchte, desto mehr Emotionen kamen in mir hoch. Die körperliche Grenze verband sich mit mentalen Grenzen, Glaubenssätzen und meinem eigenen Ego. Die Folge war eine anhaltende Überreizung, die ich anfangs nur schwer verarbeiten konnte. Dazu kam Euphorie, weil ich die magischen vier Minuten Luft anhalten knackte, dann Schmerz, weil ich realisierte, wie wenig ich für die Menschen um mich herum da war, die ich am meisten liebte. Dann Zorn, weil ... ja, weil er auf einmal da war. Wie ein Tischtennisspiel der Gefühle und Gedanken ging es in mir hin und her. Gepaart mit neuen mentalen Strategien, um diesem schnellen Wechsel Herr zu werden, benötigte ich nun lange Phasen der Ruhe.

DAS MEER WURDE ZU EINEM PROJEKTOR, MEIN BISHERIGES LEBEN ZU DIAS, DIE WÄHREND JEDES TAUCHGANGS VOR MEINEN AUGEN UND DIREKT IN MEIN HERZ GESPIELT WURDEN.

Die vier Stunden Schlaf, die es zuvor noch auf meinen Touren durch Osteuropa waren, wurden jetzt zu 12 Stunden tiefster Erholung. Heiliger Schlaf. Heilender Schlaf. Es flossen Tränen, ich hinterfragte mein Leben, meine Ziele, meine Erwartungen. Und je mehr ich mich damit beschäftigte, desto mehr genoss ich das Meer, konnte mich ihm hingeben, vertrauen, mich geschützt fühlen. Es war ein Prozess des Mich-Sehens, der Anerkennung, der Akzeptanz. Unter Wasser war ich nur für mich. Allein. Auf mich gestellt. Einsam. Spielend näherte ich mich der Einsamkeit, die mich zuvor im goldenen Käfig verharren ließ, mich schockte, an einem fremden Ort auf mich gestellt zu sein.

Es war kein einfaches Spiel, ein Spiel weit außerhalb meiner Komfortzone, ein Spiel, dessen Regeln ich nicht kannte und die mir niemand je beigebracht hatte. Dieses Spiel war mein erstes Spiel auf einem neuen Feld, in einem Element, das keine Fehler verzieh. Das Meer ließ mich mit jedem Meter, den ich tiefer abtauchte, tiefer in mich selbst abtauchen, mein Unterbewusstsein auf emotionaler Ebene entdecken.

Mir täglich diesen Spiegel vor Augen zu halten, schmerzte und beflügelte mich zugleich. Lehrte mich, rang mich nieder, ließ mich trauern und mit einem Gefühl der Hilflosigkeit zurück. Diese Gefühle nicht zu bewerten, meinen Emotionen freien Lauf zu lassen, wäre das für mich heute klare Ziel gewesen. War es damals jedoch keineswegs.

Aufsaugen und Loslassen war die Devise, so weit, bis ich nach weiteren Erfahrungen in und außerhalb des Wassers in einer Yoga-Stunde nicht mehr aufstehen konnte. Es war zu viel. Mein Körper brauchte eine Pause. System-Overload. Ohne es zu wissen, kippte ich in eine alte Rolle. Zu viel wollen bei zu wenigen Pausen. Mit glasigem Blick starrte ich lächelnd an die Decke des Raums. Ich hatte es verstanden. Gang raus und weiter lernen.

Mit dem Abschluss meiner Ausbildung zum Apnoelehrer wusste ich, um für mich weiter voranzukommen, werde ich meinem Unterbewusstsein auf einer anderen Ebene begegnen müssen. Meine natürlichen Grenzen akzeptieren. Bisherige Prozesse vertiefen, neue anstoßen und lernen, wie es möglich ist, die in mir aufkommenden Themen und Emotionen in positive Impulse umzuwandeln. Schlussendlich, sie zu akzeptieren, zu verstehen, sie loszulassen und aus ihnen zu lernen.

Mit meinem Umfeld über diese Prozesse zu sprechen gestaltete sich als etwas holprig. Daher widmete ich mich auf dieser Reise einem buddhistischen Mönch, der mir die folgende Technik an die Hand gab.

Körperlich und mental entspannen – die Schäfchenwolken-Technik

Studien haben gezeigt, dass die Atmung in Verbindung mit mentalen Techniken die effizienteste Möglichkeit ist, deren gewünschte Effekte zu erzielen.[11] Daher möchte ich dich erst mal mental tiefer abholen, um dir die Möglichkeit zu geben, die in diesem Buch aufgezeigten Atemtechniken körperlich und mental ganz wahrzunehmen. Versuche dich daher schon jetzt auf diese Atemreise und deren mentale Prozesse einzulassen.

Übungsablauf

Setze dich aufrecht hin. Ganz gleich ob in einem Schneidersitz auf dem Boden oder mit geradem Rücken auf einem Stuhl. Achte dabei darauf, dass deine Knie unterhalb deiner Hüfte sind, dein Rücken gerade und dein Kopf in Verlängerung der Wirbelsäule.

Die Sitzhaltung soll sowohl aufrecht als auch gemütlich sein. Gerade bei den ersten Versuchen kann es sein, dass du länger in dieser Position verweilen darfst. Das liegt daran, dass es anfangs meist noch mehr Themen gibt, die du auflösen darfst. Nachdem du die Technik verinnerlicht hast, geht es später deutlich schneller.

Lege nun eine Hand auf deinen Bauch, knapp unterhalb deines Bauchnabels, sodass nur der Daumen auf Bauchnabelhöhe liegt. Die andere Hand auf deine Brust. Lass anschließend deine Aus- und Einatmung so fließen, dass sich dein Bauch leicht in die Hand auf deinem Bauch hineinwölbt und sich über die Ausatmung wieder zurückzieht. Die Hand auf deiner Brust bleibt dabei ruhig liegen. Lass deine Hände hier liegen, bis du merkst, deine Atmung fließt ganz natürlich nur durch den Bauch. Stell dir dabei vor, deine Brust wird mit jeder Ausatmung schwerer und schwerer, bis sich nur noch die Hand auf deinem Bauch hebt und senkt. Nun bist du in deiner Bauchatmung angekommen.

Die Bauchatmung

Primäre Zwerchfellatmung wäre die anatomisch korrekte Bezeichnung, da für die Atmung hier hauptsächlich das Zwerchfell genutzt wird. Mit dem Bauch kann man nicht atmen, es hat nur von der Außensicht und dem eigenen Körpergefühl den Anschein, als würde Luft in den Bauch wandern. Dies ist nicht der Fall. Durch die Einatmung zieht sich das Zwerchfell zusammen und verkleinert optisch den Bauchraum, wodurch es zu einer Wölbung des Bauchs kommt. Im Folgenden behalten wir die Bezeichnung »Bauchatmung« bei.

Lege jetzt beide Hände sachte auf deine Beine oder Knie. Lass die Schultern fallen sowie dein Kinn sinken. Fühlt sich das leicht und gemütlich an? Dann bleib genau hier und halte die ganze Zeit deine Augen geschlossen. Spüre, wie sich dein Körper mit jeder Ausatmung weiter beruhigt und sich deine Atmung verlangsamt. Diese Position ist auch die ideale Sitzposition für die kommenden Atemtechniken.

Stell dir nun vor, es bilden sich kleine weiße weiche, flauschige Schäfchenwolken, die langsam um deinen Kopf tanzen. Diese formieren sich nun auf gleicher Höhe wie ein Ring, auf Augenhöhe um deinen Kopf. Und, was machen solche Wolken? Genau, sie bewegen sich, ganz langsam. Dieser Ring aus Schäfchenwolken wandert wie an einem Spätsommernachmittag langsam um deinen Kopf herum.

Lass nun alle Themen, die dir in deinem Kopf herumschwirren, aufkommen. Diese Themen können auch Gefühle sein, alles, was dich gerade eben beschäftigt. Es darf alles raus, denn für jedes Thema oder Gefühl gibt es eine eigene Schäfchenwolke. In jede Schäfchenwolke kommt nun eines dieser Themen, so lange, bis nichts mehr in dir hochkommt. Nimm dir dafür Zeit, denn es kann anfangs etwas länger dauern.

Sobald du dich aktiv mit den Schäfchenwolken und ihren Themen beschäftigst, lass sich deine Atmung so entwickeln, wie sie möchte. Super, alles sortiert und an seinem Platz.

Da die Wolken sich weiterhin langsam weiterbewegen, erscheint gleich die erste Wolke mit einem Thema vor deinem inneren Auge (deine Augen sind weiterhin geschlossen). Schau dir nun dieses Thema von außen an, so, wie es in der Schäfchenwolke ist. Versuche dabei, nicht mit dem Thema zu interagieren, es nicht zu bewerten oder deinen Kopf in die Schäfchenwolke zu stecken. Finger weg. Betrachte es nur. Akzeptiere dieses Thema so, wie es ist. Es ist für jetzt okay, wie es ist. Es *ist* nur, mehr nicht. Wenn du das gemacht hast, lass die Schäfchenwolke weiterziehen. Woran du merkst, dass du es akzeptiert hast? Wenn du es ohne Widerstände weiterziehen lassen kannst.

Führe diesen Prozess nun weiter, bis du nur noch leere Schäfchenwolken vor dir siehst. Dies kann anfangs etwas dauern, aber das ist vollkommen in Ordnung.

Je öfter du diese Übung für dich praktizierst, desto eher wirst du nur noch weiße Schäfchenwolken um dich herum sehen. Denn eine aktive Auseinandersetzung mit diesen Themen im Außen kann dir aufzeigen, dass es oft keine Handlung benötigt, um sie abzuhaken, sie sogar aufzulösen. Der erste Schritt, um dieses Themas wirklich loszulassen, ist die Akzeptanz des Themas. Die Schäfchenwolkentechnik wirst du auch in späteren Übungen wieder anwenden können. Bevor du sie aber in einer komplexen Atemübung nutzt, probiere sie erst einmal so isoliert wie beschrieben aus.

»Wenn aus weniger

MEHR

wird.«

DOWNSIZING:

Sich bereit machen und dafür das Leben entrümpeln

Nach einer wochenlangen Achterbahnfahrt im Unterbewusstsein, bei der ich mit meinen Emotionen, Gefühlen und mentalen Grenzen jonglieren musste, kam die Einsicht. Ein überladenes System kann nicht funktionieren. Auch wenn ich meine Themen von Tag zu Tag mehr fühlte, förderte das Meer stets etwas Neues zutage. Im Inneren war ich mir nun dieser Prozesse bewusst, fand dazu neue Techniken, die mich an der nächsten Kreuzung auf der Reise durch meine innere Medina unterstützten, den Weg fortzusetzen. Rückschläge wurden zu Chancen, Verletzungen zu Tattoos des Lebens, Leere zur Selbstliebe, Zorn zu Vertrauen, Schmerz zu Offenheit. Diese neu entdeckte Verbundenheit zu mir fühlte sich wie ein inneres Leuchten an. Sie öffnete immer neue Türen, hinter denen ich nichts mehr verstecken musste, denn ich war offen für das, was auf mich wartete.

MEINE STORY: Vom Innen ins Außen und zurück

All diese Veränderungen fanden in mir statt. Was das für meine Umgebung bedeutete, wurde mir erst bewusst, als ich voller Tatendrang, neuer Eindrücke und Impulse in den deutschen Alltag zurückkehrte.

Bereits im Flieger war ich umgeben von Touristen, die ihren inneren Unmut freizügig preisgaben. All das spürte ich, nahm es wahr, konnte es aber nicht nachempfinden. Es löste nun ein Mitgefühl in mir aus, statt wie bisher einen Widerstand gegen diesen Unmut um mich herum. Die wirklichen Probleme stecken meist in uns selbst. Durch eine erlernte Projektion scheint es ein Leichtes, die eigenen Themen auf andere Umstände oder Menschen abzuwälzen. Der Unmut bleibt zwar, aber na ja, nicht mein Zirkus, nicht meine Affen. Leider gab es damals noch keine Noise-Cancelling-Kopfhörer, daher drehte ich meine Musik auf volle Lautstärke und lächelte mir selbst zu. Bei so viel Licht in meinem Inneren kam ich mir schließlich irgendwie unantastbar vor. Großer Fehler.

Nach der Landung tauchte ich in den Alltag meiner Familie ein. Zu Besuch bei meinem Bruder gab er direkt das Tempo vor. Zack, zack, zack. Um mit ihm Schritt halten zu können, begleitete ich ihn beim Einkaufen, wobei er mir ausgeschmückt beschrieb, dass es nun von dem Taschentuchhersteller auch Klopapier gäbe, wie weich dieses sei und so neu eben. Da ich die letzten Monate keinen Zugang zu Klopapier besaß, sondern nur auf einen Wasserstrahl zurückgriff, überrumpelte mich die Wichtigkeit von Klopapier in seinem Leben genauso, wie es mich belustigte. Als ich ihn darauf hinwies, begegnete ich einem verständnislosen Blick, ergänzt durch eine hochgezogene Augenbraue, die mir zu verstehen gab, dass ich nun final doch entrückt wäre und mein Zugang zur »realen« Welt wohl ein jähes Ende gefunden hätte.

Dieser Moment zeigte uns beiden, wie unterschiedlich die Welten sind, in denen wir lebten. Aber lebten wir nicht in der gleichen Welt? Was war so anders? Die Bahn fährt schließlich zur gleichen Zeit, wir gehen beide gern ins Kino und Spätzle müssen in der Soße schwimmen. Hier sind wir uns bis heute einig.

Was sich bei mir aber geändert hat, war die Sicht auf meine Umwelt. Obwohl wir das Gleiche anschauten, sahen wir doch etwas anderes. Diese veränderte Sicht legte sich ab jetzt auf alles, was mir begegnete, der Eindruck der Bedienung im Café, meine Freundschaften, die Familie, wie ich Gerüche um mich wahrnahm, was ich fühlte, sah, schmeckte. Als wäre mein Körper ein Schwamm, der jetzt, vom Meer durchgespült und trocken, in der Lage war, all diese Reize neu wahrzunehmen, tiefer aufzunehmen, schneller zu verarbeiten. Es kam mir vor, als wären diese Reize schon immer da gewesen, nur gab ich ihnen nie die Möglichkeit, direkt zum Empfänger in mir durchzudringen. Bis jetzt.

All diese Reize erfüllten und überforderten mich zugleich. Die Kanäle standen offen und sorgten damit für eine Achterbahn der Gefühle. So fühlte es sich tatsächlich an. Daher gab ich mich diesem Prozess, den Emotionen hin, realisierte, was sich gut anfühlte und was nicht. Es kamen viele Fragen auf, auf die ich eine Antwort suchte. Warum umgebe ich mich mit diesen Menschen? Wem renne ich hinterher? Wieso möchte ich so sein? Was bringt mir dieses Verhalten? Wo möchte ich stattdessen wirklich hin?

Eine riesige Aufgabe zeigte sich gleich als Erstes: toxische Beziehungen. Ganz gleich ob Bekannte, Freunde, Kollegen oder Familie, hier musste ein Rotstift her, um einen klaren Cut zu machen. Denke ich zurück an diesen Moment, als ich mich zu dem Schritt entschloss, mich von engen Freunden und meiner Partnerin zu trennen, kriege ich noch heute Gänsehaut. Eine erlernte Hilflosigkeit überkam mich zeitgleich, als ich diese einschneidende Entscheidung fällte. Der Glaubenssatz »Wenn du dich von diesen Menschen trennst, stehst du allein da. Du kannst dann nicht mehr auf sie zurückgreifen, dich auffangen lassen« rückte in den Vordergrund. Wie tief dieser Glaubenssatz in mir verankert war – Wahnsinn. Denn mit der Wahrheit hatte er wenig zu tun.

Doch auch das ist nicht mein Thema, denn es wurde mir anerzogen, übergestülpt, eingeflößt. Halte ich mich an diesen limitierenden Glaubenssätzen fest, lebe ich das Leben der anderen, und das fühlt sich einfach nur falsch an. Ändere ich aber mich, ändert sich meine Umgebung. Das spürte ich bis ins Mark meiner Knochen. Als würde sich eine Kälte aus meinen Knochen im ganzen Körper ausbreiten, nicht halt machen, bis es die letzte Ecke in mir erreichte. Mich zum Erstarren bringen, handlungsunfähig machen.

Um final den Rotstift anzusetzen, widmete ich mich einer mentalen Technik, die ich »Mein Hotel« nenne. Damit löste ich mich final, Stück für Stück von diesen toxischen Beziehungen. Der ganze Prozess startete bereits mit 25 Jahren und hält bis heute an. Schließlich verändern sich Beziehungen, alte gehen und neue kommen.

Löse dich aus toxischen Beziehungen – »Mein Hotel«

Es gibt viele Menschen, die uns umgeben, die Teil unseres Lebens sind. Manche mögen wir mehr, manche weniger und bei anderen wissen wir nicht wirklich, welche Rolle sie für uns spielen. Mir ging es schon mit Mitte zwanzig so. Ich spürte, welche Menschen mich unter Druck setzten, dominierten, aussaugen wollten. Mir statt positiven, unterstützenden Impulsen dauerhaft Energie zogen. Diese Menschen taufte ich »Energievampire«. Damals isolierte ich mich sozial von ihnen. Bis ich mit Ende zwanzig, mit der Technik »Mein Hotel«, einen weicheren Zugang dazu fand, meine Zeit nur noch mit den Menschen zu teilen, die mir wirklich wichtig sind und mir guttun. Um für dich herauszufinden, welche Personen welchen Stellenwert in deinem Leben einnehmen sollen, kreiere dein eigenes Hotel.

Übungsablauf

Stell dir nun vor, dein Leben ist ein Hotel, dein Hotel. Du bist nicht nur der Besitzer, sondern wohnst auch selbst in deinem Hotel. Wie es ein Hotel so an sich hat, kommen und gehen die Gäste. Manche haben gar kein Zimmer im Hotel, schauen nur zum Frühstück, auf einen schnellen Kaffee oder einen Besuch vorbei. Neben den Gästen, die einen Tag oder mehrere Wochen bleiben, den sporadischen Besuchern, gibt es auch noch Bewohner. Dazu gehören die engste Familie und vielleicht der Hausmeister.

Schau dir jetzt einmal an, wer in deinem Leben Besucher, wer Gast und wer Bewohner ist. Vielleicht merkst du sofort, dass es Menschen gibt, die Langzeitgäste sind, dem Hotel aber nicht guttun, andere Gäste vergraulen und zu viel Zeit oder Energie von dir beanspruchen. Dadurch kannst du dich nicht um andere Gäste kümmern. Es gibt vielleicht auch Besucher, die du gern öfters sehen würdest und die gut für dein Hotel sind.

So kannst du als Erstes sondieren, welche Menschen in deinem Umfeld wie viel Zeit deines Lebens in Anspruch nehmen und welche Rolle sie darin erfüllen. Packe alle in eine der drei Kategorien, Besucher, Gast oder Bewohner.

Mache dir anschließend bewusst, dass du der Besitzer deines Hotels / deines Lebens bist. Verteile nun neue Rollen an die Menschen aus deinem Leben, und zwar die, die sie haben sollten. Den Menschen, die dir guttun, die du gern um dich hast, ordnest du neue Rollen zu. Hatten sie bisher nur die Rolle des Besuchers in deinem Hotel (Leben), gibst du ihnen nun die Rolle eines Gasts. Und umgekehrt. Saugen sie nur an deiner Energie, werden sie statt einem Gast zum Besucher.

Sortiere gern aus, erteile manchen gar ein Hausverbot oder gestehe Gästen nur noch zu, auf einen schnellen Kaffee vorbeizuschauen. Mach sie zu Besuchern. Vielleicht wird aber auch ein Gast zum Bewohner. Sobald du die Menschen deines Lebens neu kategorisiert hast, passe dein Verhalten neu an. Kommuniziere klar, was okay ist und was nicht. Es ist dein Hotel.

Stellst du dir die Rollen der in deinem Leben vorkommenden Menschen so vor, kann es für dich deutlich einfacher sein, klare Grenzen zu ziehen. Gar zu erkennen, wer gerade oder immer wieder eine Grenze überschreitet oder wen du näher bei dir haben möchtest. Du bist der Boss, dein Hotel. Du entscheidest, wer welche Rolle einnimmt. Natürlich hat alles seine Konsequenzen.

Scheu dich nicht davor, das Leben zu führen, das dich erfüllt. Du wirst damit die Menschen anziehen, die zu dir passen, dich unterstützen, für dich da sind. Ach, und die »Energievampire« verweist du dann mit einem Lächeln in ein anderes Hotel.

Ich weiß, dass dieses soziale Kategorisieren bis hin zum Aussortieren toxischer Beziehungen emotional anspruchsvoll ist. Dafür gebe ich dir mit der nachfolgenden Übung eine kurze Atemtechnik an die Hand, um bereits jetzt deinen Emotionen Raum zu geben. Das kann dich dabei unterstützen, deine Emotionen wahrzunehmen, um vom Innen gestärkt ins Außen zurückzukehren.

Spüre deine Emotionen – Belly Release

Diese Übung hilft dir dabei, deine Emotionen körperlich zu spüren und sie loszulassen, um dann wieder tief durchatmen zu können.

Übungsablauf

Setz dich aufrecht hin oder stehe auf. Lass nun die Luft langsam über deine Nase in deinen Bauch fließen. Fülle diesen Bauchbereich weiter, bis du eine ganz leichte Spannung am Bauch verspürst. Atme weiter ein, und lass nun die Luft in dir nach oben steigen, bis in den Brustkorb hinein. Stell dir dabei vor, dein Oberkörper ist ein Glas, das du nun statt Wasser mit Luft füllst und zwar, bis es ganz voll ist. Atme also von unten nach oben so viel Luft ein wie möglich. Nun halte, oben angekommen, für 2 bis 3 Sekunden die Luft an, und lass anschließend die Luft aus deinem Mund herausfallen (ausatmen), bis deine Lunge gefühlt leer ist. Hierbei auch gern ein Geräusch machen oder mit der Öffnung deines Mundes spielen. Lass bei diesem »Herausfallen« alles los: deine Schultern, den Kiefer, Gedanken, Gefühle, alles, was sich nach der tiefen Einatmung schwer, verspannt anfühlt oder was du eben abgeben möchtest.

Verstanden und ausprobiert? Super, dann schließ jetzt deine Augen und wiederhole diesen Ein- und Ausatemzyklus 5- bis 10-mal.

Wiederhole diese Übung, wann immer du das Gefühl hast »Ich bin nicht bei mir«. Bist du nun hier, präsent? Fühlst dich besser? Dann widme dich nun dieser Beispielfrage:

> **Aussage:**
> »Ich habe keine Zeit für x (Zum Beispiel: Sport, Freunde, Lesen etc.)«
> **Bedeutung:**
> »Ich nehme mir keine Zeit für x (Es ist mir nicht so wichtig).«

Jetzt ist das Geschrei wohl groß und die Diskussion in großer Runde erreicht ihren Höhepunkt. Unsere Lebenszeit ist aber das kostbarste, was wir besitzen, und wie wir diese priorisieren, liegt ganz allein an uns. Natürlich hat jede Entscheidung Konsequenzen, jedoch können wir diese auch erst mal positiv sehen, bevor wir sie verteufeln. Und ja, es ist anstrengend. Wieso ist das so?

Na ja, welches Gewohnheitstier möchte denn das eigene, einstudierte, so einfache, energiesparende Handeln infrage gestellt bekommen? Nur die, die bereit sind, sich für etwas Besseres zu verändern. Die, die den Antrieb verspüren, für sich mehr zu wollen. Was auch immer dieses »Mehr« für dich bedeuten mag, es existiert in dir. Du weißt, was ich meine. Du spürst es. Und eines verspreche ich dir, mit jedem Schritt, den du gehst, um diesem »Mehr« in dir Raum zu geben, desto leichter wird es. Probiere es aus, gehe anfangs ganz langsam, Schritt für Schritt, und widme dich einer kleinen Veränderung. Hör dabei in dich hinein und übe dich in Geduld. Schaue dir genau an, was passiert, wie es sich anfühlt und was es mit dir macht.

UM AN DIESES »MEHR« IN DIR ZU KOMMEN, GILT ES ALSO, RAUM ZU SCHAFFEN. SONST HAT ES SCHLIESSLICH KEINEN PLATZ, SICH ZU ENTFALTEN.

Dafür heißt es entrümpeln. Wie schon erwähnt, sind soziale Beziehungen ein Schritt in diesem Prozess. Mit Verlaub, ein großer Schritt. Aber auch die Verantwortung und Entscheidungen, die wir mit Gegenständen/Dingen koppeln, kosten uns tagein, tagaus Energie. Sogar sehr viel Energie und damit auch Zeit.

Natürlich gilt es für dich persönlich, in deiner Situation abzuwägen. Für mich war das damals ein harter sozialer Cut. Heute vermeide ich es, bereits ähnliche soziale Beziehungen einzugehen. Jede soziale Entkoppelung ist auch schließlich nicht gleich eine Entlastung, ist sie doch mit Konsequenzen verbunden, aber das ist dir sicherlich klar. Ich möchte dir mit diesen Impulsen jedoch aufzeigen, dass wir uns oft im Alltag selbst Handschellen anlegen, mit denen wir uns unbewusst daran hindern, aufzuräumen oder überfällige Themen anzugehen. Manchmal ist es vielleicht auch eine innere Trägheit, Situationen so zu belassen, wie sie sind, weil wir uns vor den Konsequenzen scheuen. Dabei lohnt es sich aber zu schauen, was nach einer Lösung alles möglich ist. Meist mehr, als du bisher glaubst.

Versuche hier nicht überstürzt, alle Teile dieses Prozesses in einem Mal anzugehen. Schritt für Schritt. Aber schaffe dir auch physisch Raum. Raum zum Atmen und Raum für Neues. Raum für Dinge, die dein Leben wirklich bereichern. Wenn du merkst, du solltest hier mal wieder ausmisten, entrümpeln, Platz schaffen oder dich vielleicht sogar verkleinern, downsizen, nimm etwas in die Hand und starte mit folgenden Punkten:

1. Brauche ich das?
2. Brauche ich das wirklich?
3. Ganz ehrlich, wirklich?

Gönne dir hier eine Rundumsicht an all den Dingen und deiner damit verbundenen Verantwortung. Es mag kleinlich klingen, aber ja, du hast für jeden Gegenstand eine Verantwortung, die Pflicht, immer aufs Neue zu entscheiden. Genau dieser Prozess, immer wieder entscheiden zu müssen, zieht Energie. Halte dir dafür diesen Spruch vor Augen: »Der stete Tropfen höhlt den Stein.«

All diese Dinge sind Tropfen und du bist der Stein. Gefühlt undurchdringlich und doch zieht es stetig an deiner Energie. Lass es nicht erst zu einer Depression oder einem Burn-out kommen. Löse dich schon jetzt von diesen, auch kleinen Dingen. Dabei schaffst du dir neuen Raum, weniger Verantwortung.

Seit nun mehr als zehn Jahren entrümple ich mein Leben, schenke mir Raum für neue Menschen, die es bereichern, und erlaube mir, weniger leisten zu müssen, um die Momente, die ich erleben darf, voll und ganz genießen zu können.

Dieser Raum ermöglicht es mir auch, eine neue gesündere Beziehung mit den Menschen aufzubauen, die ich während meiner ersten Kategorisierung aus meinem Leben gestrichen habe. Schließlich schaffe ich mir Raum und schenke mir Zeit, um mich mit meinen eigenen Themen zu beschäftigen. So bringe ich mehr Verständnis auf, kann besser zuhören und bleibe mehr bei mir. Das Verhalten der anderen Menschen beeinflusst mich dadurch weniger.

Natürlich integriere ich nur die Menschen, mit denen ich heute gern meine Zeit teile. Denn mit meiner persönlichen Veränderung ändert sich nicht nur mein Leben, sondern auch das der Menschen, die mich umgeben, die ich durch mein Leben beeinflusse. So bin ich zugleich ein Stein und ein steter Tropfen.

Ein weiterer Effekt, der sich nach einer solchen Downsizing-Session einstellt, ist ein freier Atem. Denn der physische enge Raum kann zu einer sich steigernden mentalen und emotionalen Belastung werden. Diese wiederum führt zu einer flachen, meist zu schnellen Mundatmung und dem Gefühl, »nicht mehr atmen zu können«. Schenke dir also den Raum, wieder tief durchatmen zu können, und gehe den nächsten Schritt.

CHECK:
Anspannungen lösen und sich mit der Umgebung verbinden

Erfahrung kommt von erfahren, nicht von lesen oder glauben. Dass Erfahrungen nicht immer so sind, wie wir sie uns vorstellen, ist klar. Aber manche Dinge möchte ich wirklich nicht erfahren. Sind wir jedoch davor gefeit? Nein.

Und genau hier, spürte ich, muss ich hinein. Kaltes Wasser, schwimmen lernen, meine Erfahrungen machen, anstatt mir einen Reim daraus zu machen, was andere erlebt haben. Da gibt es nur eine Möglichkeit: Raus aus dem Schutz des Alltäglichen, Hand in Hand mit den Endgegnern, der Sonne entgegen oder besser noch, ab ins Wasser.

MEINE STORY: Viele Reisen und neue Erfahrungen

Bei mir gehört eine starke Anspannung dazu, um mich zu spüren. Im Körper zu sein, loszulassen. Die Herausforderung, Neues zu entdecken, um mich herum, genauso wie in mir.

So reiste ich bereits in meinen Semesterferien an immer neue Orte, traf andere Menschen, Kulturen und lernte, was in diesen Gesellschaften gelebt wurde. Diese Erfahrungen ließen mich viel über das reflektieren, was ich möchte und was nicht, welche Bedürfnisse ich habe und was für mich eigentlich wirklich wichtig ist im Leben.

Für zwei Monate lebte und arbeitete ich als Tauchlehrer auf einer damals wilden karibischen Insel, einfach nur, um zu tauchen. Das Ziel des Tages war es, so viel wie möglich unter Wasser zu sehen. Und das tat ich. Verbrachte die Tage oft damit, auf neue Kunden zu warten, entdeckte die Umgebung, suchte Orte für günstiges Essen und teilte mein Zimmer mit einem englischen Tauchlehrer namens Joe.

Joe war damals Mitte vierzig, rauchte, wann immer er konnte, lebte in den Tag hinein, ohne an die Zukunft zu denken, und hatte mit seiner Vergangenheit abgeschlossen. So sah es zumindest aus. Ein für mich typischer Aussteiger. Unter Wasser wirkte Joe mit seinem großen runden Kopf und den langen dünnen Extremitäten wie ein Oktopus. Leider waren seine Tauchfähigkeiten weit von einem Oktopus entfernt. Sobald sein Kopf unter Wasser ging, bewegte er sich eher, als müsse er ums Überleben kämpfen. Der Freude und seiner durchgehend guten Laune tat dies jedoch keinen Abbruch.

Unser Lohn war mies, die Unterkunft schäbig, die Arbeitszeiten von Sonnenauf- bis Sonnenuntergang unmenschlich. Aber trotz alledem war auch ich rundum zufrieden. Es gab nichts, worüber ich mir Gedanken machen musste, außer essen, trinken, das Abendprogramm. Und ich wusste, nach zwei Monaten werde ich etwas Neues machen. Die Welt steht mir offen.

So simpel dies klingen mag, so ausschlaggebend war es für mich, mich entspannen zu können. Wäre ich in Deutschland und würde dort einen solchen Lebensstil pflegen, würde ich direkt als unproduktiv abgestempelt werden und es käme der Drang in mir auf, etwas leisten zu müssen. Da sind sie wieder, diese Glaubenssätze. »Erst wenn du g'schafft bist, hast du etwas erreicht.« – »Was sollen denn die anderen Leute von dir denken?!« – »Du lebst doch von der Hand im Mund, du Träumer!« Als ich Joe davon erzählte, lächelte er nur und meinte: »Buddy, enjoy it. That's, what we're here for.«

Wo kamen denn immer wieder diese Fragen her? Wer hat mir bitte diesen Umgang mit mir selbst beigebracht? Wieso kann ich nicht einfach genießen, was ist? Wieso muss es immer gleich weitergehen, ich einen nächsten Schritt haben? Wieso kann ich nicht mehr im Moment sein und das Heute genießen, ohne gleich einen Plan für das Morgen zu haben?

Und wieso aber fühlte ich mich dann hier auf dieser kleinen karibischen Insel so wohl, so anders? Hier leistete ich ja offensichtlich keinen wichtigen gesellschaftlichen Beitrag, geschweige denn hatte ich viel Kontakt in die Außenwelt, bis auf eine E-Mail pro Woche, wenn ich das Glück hatte, einen Platz im Internetcafé zu ergattern. Das war noch vor Social Media.

Darüber musste ich lange nachdenken oder besser wieder ins Spüren kommen, wahrnehmen, was jetzt an mir anders ist. Das Wasser brachte mich über die täglichen Tauchgänge genau hierhin, rein in meine körperliche Wahrnehmung, ganz in den Körper.

Mache einen Reset – der Body Scan+

Eine Atemtechnik verbunden mit einer Visualisierung half mir dabei, auf den gefühlten Nullpunkt zurückzukommen, alles abzuschalten und mal raus aus dem Kopf zu kommen. Wie unter Wasser eins zu werden mit mir und mit meiner Umgebung zu verschmelzen.

Möchtest du das auch erfahren? Dann probiere es gleich aus. Die folgenden Techniken können als vollständige Übung 15 bis 60 Minuten in Anspruch nehmen, natürlich ist dies abhängig davon, wie viel Zeit du dir schenken möchtest.

Übungsablauf

Leg dich für diese Übung auf den Rücken, ganz gleich wo, ob ins Bett, auf eine Wiese oder die Couch. Ich empfehle, es in der Natur zu machen, aber Hauptsache gemütlich. Schließe deine Augen oder bedecke sie mit einem Tuch. Schau dabei, dass dein Kopf flach und wenn nötig nur minimal erhöht liegt. Starte nun mit der Bauchatmung von Seite 47.

Sobald du für dich ganz in der Bauchatmung angekommen bist, lege deine Arme neben dem Körper ab. Dies kann während der ersten Phase des Ankommens sein oder auch während der Visualisierung. Ganz gleich wie, mach es dann, wenn es sich richtig für dich anfühlt. Du kannst auch deine Hände während der ganzen Übung auf Bauch und Brust liegen lassen.

Liegst du gemütlich, deine Hände sind in Position und deine Augen geschlossen? Falls nicht, schenke dir mehr Zeit.

Nun nimm mit den folgenden Fragen deine Umgebung wahr:

1. Was höre ich?
2. Was rieche ich?
3. Was spüre ich?
4. Was schmecke ich?

Konzentriere dich nun auf Frage 1, einen dieser akustischen Reize, zum Beispiel das Zwitschern der Vögel, das Brummen des Kühlschranks oder das Geräusch von Autos, die vorbeifahren.

Lege jetzt deine ganze Wahrnehmung auf diesen einen Reiz, nimm ihn in allen Facetten wahr. Versuche, ihn anschließend zu akzeptieren, wie er ist, heiße seine Existenz willkommen, und lass ihn dann über deine Ausatmung los. Stell dir dabei vor, dass dieser Reiz dich dabei unterstützt, mit jeder Ausatmung ein Stückchen weiter loszulassen. Mach das, bis du spürst, dass dieser Reiz ein Teil deiner Entspannung wird.

Wiederhole nun diesen Prozess bei jedem Reiz, den du über die oben gestellten vier Fragen wahrnimmst. Pro Frage können es auch mehrere Reize sein. Dies kann abhängig von deiner Erfahrung einige Zeit in Anspruch nehmen. Nimm dir die Zeit, die du dafür benötigst.

Sobald du das Gefühl hast, deine ganze Umgebung unterstützt dich mit jeder Ausatmung dabei, weiter loszulassen, wirst du merken, dass du mental klar, präsent, wach und konzentriert bist. Genau das wollen wir in der ersten Phase dieser Übung erreichen.

Jetzt beginnt der zweite Teil der Übung:

Konzentriere dich nun ganz auf deinen Körper, und lass deine Wahrnehmung zu deinen Zehenspitzen wandern. Nimm auch diese ganz wahr. Spüre, wie sie mit jeder Ausatmung schwerer und schwerer werden, und lass sie mit jeder Ausatmung ein Stückchen weiter los, lass sie fallen. Wiederhole diesen Ablauf für jedes der folgenden Körperteile über jeweils mehrere Atemzyklen:

1. Zehenspitzen
2. Füße
3. Waden
4. Oberschenkel
5. Gesäß/Hüfte
6. Fingerspitzen
7. Finger/Hände
8. Unterarme
9. Oberarme/Schultern
10. Nacken/Kopf
11. Kiefer
12. Zunge
13. Stirn

Nun bleib genau hier. Genieße diesen Moment, ganz bei dir zu sein und mit der Umgebung zu verschmelzen. Um wieder zurückzukommen, bewege erst ganz sachte deine Extremitäten wie Zehen und Finger und arbeite dich langsam zu den großen Muskelgruppen voran, wie Beine und den Oberkörper. Vertiefe dabei deine Atmung. Wobei dies ganz natürlich passieren wird.

Beende die Übung mit ein bis drei vollen Atemzügen, gefühlt vom Bauch bis hoch in den Kopf. Spüre dabei, wie sich dein Körper erneut anspannt und wie du ihn wieder aktiv entspannen kannst.

Der Aufbau des Body Scan+ basiert auf einer bewussten Atemtechnik als Werkzeug zum aktiven mentalen sowie muskulären Loslassen. Wenn du möchtest, dass ich dich persönlich durch diesen Body Scan+ leite, hör dir im Podcast »Atempause« die Folge #86 an. Kopfhörer auf, hinlegen, und ich leite dich mit meiner Stimme durch die ganze Übung von Anfang bis Ende.

#86 – Body Scan+
Eine Atemreise zum Lösen von Anspannungen

Zurück in die Karibik

Während des Body Scan+ war ich nicht nur mehr bei mir und Teil der Umgebung, sondern die erhöhte körperliche und mentale Wahrnehmung hielt auch nach der Übung weiter an.

Schnell spürte ich, welche Bereiche meines Körpers verspannt waren und wann sich diese wieder anspannten. Der Grund dafür waren Impulse aus meiner Umgebung, die ich, ohne es zu wissen, für mich annahm. Zu diesen Impulsen gehörten Meinungen und Erwartungen anderer, Werbung, blinkende Lichter, Straßenlärm und wohl noch vieles mehr, was ich zu dieser Zeit noch nicht greifen konnte.

Ich stellte mir meinen Körper übersäht mit Radioantennen vor, die diese Impulse als Signale aus verschiedenen Richtungen, ausgelöst durch unterschiedliche Wahrnehmungsreize, empfingen. Diese Signale zu sortieren war erst mal überwältigend, denn es prasselte nur so auf mich ein. Glücklicherweise war ich in der Karibik, irgendwo im Nirgendwo. Hier kamen die meisten Signale aus der Natur, denn unsere Unterkunft war mitten im Dschungel. Die Reize, die ich hier empfing, empfand ich sofort als entspannend. Das Zwitschern der freudigen Vögel, das Lichtspiel der Sonnenstrahlen zwischen den hohen satten grünen Bäumen, krabbelnde tellergroße Einsiedlerkrebse, surrende bunte Insekten, die feucht-warme Luft auf meiner Haut, ein Hauch von Meersalz auf den Lippen.

So saß ich morgens zu Sonnenaufgang auf der morschen Terrasse, auf dem in die Jahre gekommenen, leicht mit Moos besprenkelten Holzstuhl. Nur für mich, mitten in diesem gerade erwachenden karibischen Paradies. Allein bei dem Gedanken an diesen Ort vertieft sich meine Atmung und meine Lippen formen ein zufriedenes Lächeln.

Aber jetzt STOPP!, schoss mir ein Gedanke in den Kopf. Wie kann das sein? Wurde mir nicht gelehrt, ich müsse mir förmlich den Arsch aufreißen, um an einen solchen Punkt der inneren Ruhe zu kommen? Mir fehlte doch das Auto, der Laptop, die fancy Klamotten, das Eigenheim und, bitte, die sichere Rente in 40 Jahren, in die ich schon jetzt monatlich einzahle.

Was wäre aber, wenn wir weniger machen, weniger besitzen und mehr leben würden? Mehr erleben, mehr nach diesen einzigartigen Momenten strebten und dies von materiellen oder finanziellen Gütern entkoppelten?

Ich versuchte es. Setzte mich euphorisch in den Flieger nach Deutschland, mit dem Wissen, es wird nicht einfach, aber diesmal bin ich gelassener, nehme mehr wahr, bin ganz bei mir. Meinen »Buddy« Joe ließ ich zurück, genauso wie das karibische Paradies. Auf das, was mich erwartete, war ich jedoch nicht vorbereitet.

Die Reize, die ich in der Karibik empfand, waren überwältigend und verbindend, die Ankunft am Flughafen schleuderte mir hingegen etwas ganz anderes ins Gesicht. Abgrenzung, Hektik, Stress, Unzufriedenheit, Druck und andere äußerliche Reize, die subtil begannen, an meiner innerlichen Gelassenheit zu kratzen. Noch immer war ich bei mir, nahm all dies wahr, ließ meine Atmung wie in dem Body Scan+ fließen, merkte aber, dass es nicht mehr so leicht war, in diesem Zustand zu verweilen. Jetzt benötigte ich ein kontinuierliches Gegenchecken von IST- und SOLL-Zustand. Auch die nötigen Interventionen aus dem Body Scan+ funktionierten. Noch.

Diesen Zustand konnte ich die kommenden Tage ausreichend puffern, um weiterhin in einem inneren Gleichgewicht zu bleiben. Mit der Zeit fiel es mir jedoch immer schwerer, diesen Zustand zu halten, denn meine Wahrnehmung änderte sich erneut. Gefühlt war ich sensibler, nahm Emotionen der Menschen in meiner Umgebung stärker wahr, fing an, diese Welt mit meinen Gefühlen aus der Karibik zu vergleichen. Das verwirrte mich, und ich fragte mich:

Was kommt eigentlich von mir selbst? Was von außen? Was von anderen Menschen? Möchte ich das annehmen? Habe ich eine Wahl? Ist dieser Weg zurück in diese Gesellschaft nötig, um so bei mir und meiner Umgebung sein zu können wie in der Karibik? Wo möchte ich lieber sein? Was bringt mich an mein Ziel? Welcher Ort, welche Menschen und welches Setting unterstützen mich dabei, auf den richtigen Weg zu kommen, mich zu meinem Ziel zu führen?

Um Antworten auf diese Fragen zu finden, reiste ich weiter, probierte mich in neuen Jobs aus, änderte mein Umfeld, meine Freunde, mich. Denn je mehr ich mich ausprobierte, je mehr ich erfuhr, desto eher spürte ich, wo ich hingehörte, was mich erfüllte, wofür es sich lohnte zu kämpfen, alles zu geben. Doch dass eine Suche nicht nur aus Suchen besteht, sollte ich nun lernen.

WASSERKONTAKT:
Den Kopf abschalten und sich tragen lassen

Was ich damals in meiner Studienzeit realisierte, war: Nur weil ich mich verändere, ändern sich nicht die Menschen, in deren Umgebung ich zurückkehre. Das System bleibt dasselbe.

Also wählte ich einen neuen Weg, ich versuchte, die Weltherrschaft an mich zu reißen. Ganz nach »Pinky und Brain«-Manier schmiedete ich täglich neue Pläne. Mit »Weltherrschaft« meinte ich natürlich nicht den Planeten, auf dem wir wandeln, sondern die Herrschaft meiner eigenen Welt. Ich kreierte meine eigene Welt neu. So verrückt das klingen mag.

Es begann damit, einen Schritt zurückzutreten, aus der Welt, der Gesellschaft, der Familie, den Freunden und meiner ganzen Umwelt herauszutreten. Quasi ein Beobachter all dieser Strukturen und Zusammenhänge zu werden. Zuzuhören, statt zu reagieren. Dinge zu akzeptieren, wie sie sind, sie sich entwickeln lassen, sie loslassen. Dafür opferte ich einige Vorlesungen, testete diesen für mich revolutionären Ansatz in meiner Umgebung, widmete mich neuen erlebnisreichen Nebenjobs und plante die nächsten Tauchreisen. Bisher sollte mein Studium noch die erste Priorität eingenommen haben, nun setzte ich mich und meine persönliche Entwicklung an erste Stelle.

MEINE STORY: Ein neues Kapitel beginnt

Als ich diesen neuen Weg antrat, führte mich meine Reise nach Ägypten. Das Apnoetauchen stand hier an erster Stelle. Ich tauchte immer weiter ab, tiefer, länger, spielte mit meiner Atmung, ihren Pausen und meiner mentalen sowie körperlichen Wahrnehmung. Dort traf ich Freunde aus aller Welt, Menschen, die wie ich offen waren, neue Erfahrungen zu machen, ihren Horizont zu erweitern.

Einer von ihnen war Karim, ein ägyptischer Derwisch, der mich zu einer tanzenden Sufi-Meditation einlud. Bis zu diesem Zeitpunkt wusste ich nicht, was mich erwartet, wollte nur etwas Neues erleben. In der »Atempause«-Podcast-Folge #106 erkläre ich dir sowohl den Sufismus als auch diese Art der Sufi-Meditation.

#106 – Sufi-Meditation und Sufismus
Unbekannte innere Anteile ans Licht tanzen

Frühmorgens tauchte ich noch im Halbdunkel mit Schildkröten, sah, wie das Rote Meer erwachte, schwamm durch glitzernde Fischschwärme, genoss anschließend einen doppelten Espresso zum Sonnenaufgang und fand mich dann zu Karims Sufi-Meditation ein. Ein Erlebnis, das meine Wahrnehmung auf ein neues Level heben sollte.

Der Raum, in den ich eintrat, war ganz aus Holz, ein quietschender frisch gewienerter Boden begrüßte mich. Die großen zum Meer ausgerichteten Fenster ließen die ersten Sonnenstrahlen des Tages über den spiegelnden Holzboden tanzen. Die Stimmung war gelöst und gespickt mit aufgeregter Vorfreude. Weitere Personen kamen hinzu, während uns Karim in kleiner Runde in die Art der Meditation einführte.

Nachdem sich die Personen mit ausreichend Platz im Raum verteilten, begannen wir uns schließlich stehend auf der Stelle zu drehen. Die rechte Hand zeigte dabei nach oben, Blick in die Handfläche einen Punkt fixierend, die linke nach unten hängend. So drehten wir uns für mehrere Minuten ohne Pause, zu einer den Rhythmus unterstützenden arabischen Musik. Nach der ersten Minute wurde mir bereits schlecht und ich hatte das alles einnehmende Gefühl, mich jeden Moment übergeben zu müssen. Daher drehte ich mich langsam, aber bestimmt, so gut es in diesem Zustand ging, in die Richtung eines der Fenster. Nur für den Fall, dass es schnell gehen müsste.

Nach fünf Minuten Dauerdrehen in einem sich stetig steigernden Tempo, stoppten wir abrupt ab und legten die Hände auf unser Herz. »Jetzt«, dachte ich nur, »ist es hoffentlich vorbei.« Aber nein, nach einer kurzen Pause, in der die drehende Welt um mich herum wie in einer stoppenden Zentrifuge wieder zur Ruhe kam, ging es in die nächste Runde.

So verstärkte sich meine Übelkeit, wurde intensiver und neue Empfindungen kamen dazu. Meine Atmung vertiefte sich, wurde schneller, bis ich in eine Art Delirium verfiel, welches mich einhüllte, der arabische Gesang von mir Besitz ergriff. Drehen, stoppen, Ruhe, drehen, stoppen, Ruhe. Dieser Ablauf wiederholte sich siebenmal.

Bei der reinen Drehzeit von 35 Minuten diffundierte meine ganze Wahrnehmung in einen Zustand von Überleben, Akzeptanz und Loslassen. Statt Klarheit glitt ich in ein komplettes körperliches Chaos. Während ich mich gefühlt nur noch am Leben hielt, brachen andere Personen ab und legten sich hin. Da ich aber so bei mir war, nahm ich bis auf Karims Ansagen und die Musik nichts weiter wahr. Außer einer ansteigenden Schwere, die mit jeder Drehung etwas aus meiner Körpermitte nach außen transportierte. Etwas solides Schwarzes aus dem Schatten ans Licht holte.

Abschließend legten wir uns auf den Boden, schlossen die Augen und überließen uns Karims Musikinstrumenten, die uns, so erfuhr ich im Nachgang, durch alle Grundelemente führten. Feuer, Wasser, Luft und Erde.

Wo war ich aber, als mein Körper dort in Ägypten auf diesem Holzboden lag? Ich transzendierte, erlebte einen Zustand zwischen Schlaf und mentaler Klarheit. Obwohl meine Augen geschlossen waren, sah ich den Raum um mich herum und die Menschen, die neben mir lagen, spürte, was sie durchmachten, blieb jedoch ganz bei mir. Durch die ansteigende Schwere zerbarst mein Körper in kleine schwarze Scherben, die auf dem Boden ankommend zu Staub zerfielen.

Mit jedem Instrumentenwechsel öffnete sich in diesem Zustand ein neuer Raum in mir. Leichte sich spielerisch aufblasende, im Raum bewegende, neu formende Seifenblasen, benetzt mit einem öligen schimmernden bunten Film an Bildern und Formen, umgeben von alles einnehmender Schwärze, zogen an meinem inneren Auge vorbei.

Mein bisheriger Blick nach außen ging nun tief in mich hinein. Hier zeigten sich erneut Glaubenssätze, jedoch nicht in Worten, sondern Empfindungen, die ich nun wertungsfrei betrachtete. Es zeigten sich Erwartungen, Wünsche meiner Eltern, meiner Großeltern. Wünsche, die von Herzen kamen, die sie aber selbst nicht in Worten ausdrücken konnten. Auch sie waren verletzlich, so verletzlich wie ich jetzt.

Das Gefühl, nicht gehört, nicht gesehen zu werden, mischte sich ein und zerplatzte sogleich mit einer der bunten Seifenblasen, die kamen und gingen. Meine eigenen Bedürfnisse breiteten sich in diesem Raum aus, und es entstand eine neue Art des Vertrauens in mir. Oder war dieses Vertrauen schon immer da gewesen? So fühlte es sich an. Ein Urvertrauen, welches sich nun zeigte, sich deutlich offenbarte.

Nach der Sufi-Meditation mit Karim kehrte ich zurück in mein Zimmer und weinte. Ich weinte, trauerte, ließ meinen Emotionen freien Lauf. Da musste etwas raus, etwas sehr Altes. Noch heute sehe ich diesen Anteil in mir, der sich damals zeigte, einen schwarzen, ausgewaschenen schweren Stein, der sich im Dunkeln versteckt hatte. So schwer er aussah, so schwer fühlte es sich an, ihn zu sehen, ihn zu akzeptieren. Das Ding schleppte ich so lange mit mir herum? Das alte Ding? Und das Ding überlagerte all das Spielerische, Bunte, sich Verändernde in mir?

Um für mich herauszufinden, wofür dieser alte Stein stand, widmete ich mich ganz einer im Apnoetauchen geläufigen Atemtechnik: die 3L-Atmung. Sie versetzte mich in einen ruhigen meditativen Zustand und ließ mich mit der Tiefe der Atmung durch diese Erfahrung hindurchgleiten. Ich ließ mich treiben, um zu entdecken. Ich umarmte diesen schwarzen Anteil in mir, eine Stimme, die mich bisher unbewusst leitete, in eine Richtung meines Lebens, die erneut nicht die meine war, mich aber genau an diesen Punkt der Erkenntnis brachte. Mein damit verbundener Widerstand löste sich auf, da der schwarze Stein, der heute wie damals für einen anerzogenen Richtungsweiser zu mehr Sicherheit, einem bodenständigen Leben und erwünschten gesellschaftlichen Glaubenssätzen stand, nun sichtbar wurde. Jetzt konnte ich ihn sehen, akzeptieren, ihm für den bisherigen Weg, seine Unterstützung danken und ihn loslassen.

NOCH IMMER EXISTIERT DIESER STEIN, JEDOCH IST ER NUN SICHTBAR VON LICHT UMHÜLLT ZUR RUHE GEKOMMEN.

Atme leicht, langsam und leise – die 3L-Atmung und Stretchingübungen

Studien haben gezeigt, dass eine bewusste reduzierte Atemfrequenz, auch »slow paced breathing« genannt, sowohl die Sauerstoffversorgung unseres Gehirns als auch das Gewebe unseres Körpers verbessern kann und die Herzratenvariabilität (HRV) maximiert.[12] Zusätzlich zeigen, laut Lehrer et al., auf die HRV abgestimmte Atemtrainings mit 4,5 bis 6 Atemzügen pro Minute positive Effekte auf Angstzustände, Depressionen und die sportliche Leistungsfähigkeit.[13]

Daher nenne ich eine Atemfrequenz von 5,5 Atemzügen pro Minute den Goldenen Schnitt der Atmung. Hierbei spielt neben der Atemfrequenz auch die Anspielung des Lungenvolumens eine wichtige Rolle. Damit du entspannt weniger atmest (Bradypnoe/Hypoventilation), gilt es, dein Lungenvolumen voll nutzen zu können.

In den Podcast-Folgen #103 und #110 erläutere ich die Begriffe Bradypnoe und Tachypnoe sowie die HRV und »Slow Placed Breathing« und setze sie in die Verbindung mit den im Buch erwähnten Atemtechniken.

#103 – Bradypnoe & Tachypnoe
Erklärung und Unterschiede zu Hypo- & Hyperventilation

#110 – HRV und Slow Placed Breathing

Übungsablauf

Suche dir für diese Technik einen ruhigen Platz, lege dich hin oder sitze aufrecht, sodass du viel Raum hast zum Atmen.

Schließe deine Augen und versuche nun, so **leise** zu atmen, dass weder du noch jemand anderes dich hört. Gib dir Zeit, Stück für Stück hier anzukommen. Wenn es sich gut anfühlt, bist du angekommen.

Lass nun deine Atmung **leicht** werden. Sowohl bei der Ein- als auch bei der Ausatmung. Spüre, wie deine Atmung leise und leicht fließt ohne Pause, Ruckeln oder Anspannung. Versuche anschließend, deine Atmung genauso weiterfließen zu lassen, jetzt aber noch etwas **langsamer**.

Bei der 3L-ATMUNG benötigst du keine Zeit oder musst deine Atemfrequenz zählen. Fokussiere dich nur ganz auf die 3 Ls:

leise, leicht, langsam. Wenn du merkst, mit leise zu starten, fällt dir schwer, probiere gern eine andere Reihenfolge aus, und starte zum Beispiel mit leicht. Lass also deine Atmung erst leicht werden und gehe dann zu langsam und leise über.

Es ist möglich, dass du dich mit der Verlangsamung der Atmung schwertust, das ist völlig okay und normal. Da wir im Alltag dazu tendieren, eher zu schnell und zu flach zu atmen, kann es auch sein, dass es dir schwerfällt, deinen Bauch zu entspannen, um das Volumen deiner Lunge besser nutzen zu können. Probiere hierfür eine der folgenden Stretchingübungen aus. Diese sollen dich dabei unterstützen, das Volumen deiner Lunge besser anspielen zu können.

Stretching 1: Horizontale Atmung

Lege deine Fingerspitzen auf deinen Brustkorb, mittig zwischen deine Brustwarzen, hier sitzt dein Brustbein (Sternum). Wandere nun mit deinen Fingerspitzen auf dem festen Brustbein weiter nach unten, bis du auf dem Weg zu deinem Bauch spürst, dass es schlagartig weich wird.

Lege nun die Fingerspitzen beider Hände an diesen Punkt, oben ist es fest und unten weich. Wandere am unteren Rippenbogen entlang. Eine Hand links, eine rechts, oben fest, unten weich, bis du spürst, dass der Rippenbogen einen Knick macht. Deine Fingerspitzen sollten jetzt fast horizontal liegen, dann die Daumen drehen, damit sie Richtung Achsel zeigen. Die Daumen weiter Richtung Rücken drehen, sodass die Handflächen nun beide an der Stelle liegen, an der vorher die Fingerspitzen den Knick gespürt haben. Deine Fingerspitzen zeigen zum Bauchnabel, bis auf die Daumen, die zeigen zur Wirbelsäule. Lass hierbei deine Schultern hängen, sonst wird es unnötig anstrengend.

Atme jetzt ganz aus und gehe mit deinen Händen die Bewegung der Rippen (fliegende Rippen) mit. Erhöhe nun den Druck mit deinen Händen, um noch mehr ausatmen zu können. Behalte den Druck bei, und atme jetzt gegen den Druck deiner Hände wieder ein. Konzentriere dich genau auf diesen Widerstand und atme anschließend aus.

Wiederhole diesen Ablauf mehrere Male (8 bis 12 Wiederholungen). Schließe dabei gern deine Augen, um voll in die Wahrnehmung dieses Bereichs zu kommen.

Behalte anschließend deine Augen geschlossen, lass deine Arme fallen, und atme genau so weiter, als wäre der Druck noch immer da.

Wenn dir diese Übung aufgrund der Position von Armen und Händen zu anstrengend ist oder deine Mobilität noch nicht ausreicht, kannst du an der Stelle, an der deine Hände aufliegen, auch ein elastisches Band um den Körper legen und das Band als Atem-Widerstand nutzen. Kombiniere diese Stretching- und Wahrnehmungsübung mit der Bauchatmung, die bereits in der Schäfchenwolkentechnik (→ Seite 47) erklärt wurde. So kannst du bereits aktiv den größten Teil deiner Lunge durch ein direktes Anspielen deines Zwerchfells (dem Hauptatemmuskel) nutzen.

Stretching 2: Interkostal Stretch

Setze dich für diese Übung der Interkostalmuskulatur (Zwischenrippenmuskulatur) auf den Boden in einen Schneidersitz oder auf eine Erhöhung, auch ich sitze erhöht, wie Kissen oder Yogablöcke. Du kannst dich auch auf eine Stuhlkante setzen. Zur Wiederholung: Wichtig dabei sind folgende Punkte.

- Knie sind unterhalb der Hüfte.
- Mache einen geraden Rücken.
- Kopf befindet sich in Verlängerung der Wirbelsäule.
- Es soll sich gut anfühlen.
- Links und rechts sollte ausreichend Platz sein.

Lass nun deine linke Hand über deinen Kopf wandern und lege sie auf dein rechtes Ohr. Atme dabei langsam und tief ein, beginnend im Bauch, dann in die Horizontale und erst zuletzt hoch in den Brustkorb. Atem nun langsam aus und strecke dabei deinen rechten Arm seitlich aus, sodass die Hand sich dem Boden über die Ausatmung nähert. Der Oberkörper neigt sich nach rechts, der Hand folgend, der Blick bleibt nach vorn gerichtet, die linke Hand fixiert zusätzlich den Kopf, damit er weiterhin in der Verlängerung der Wirbelsäule bleibt und nicht auf die rechte Schulter sinkt.

Wie der Oberkörper der Hand folgt, findet eine Dehnung der linksseitigen Interkostalmuskulatur statt. Dehne dich dabei nur so weit seitlich, bis dein linkes Knie sich fast vom Boden abhebt. Der Winkel zwischen linkem Knie und Oberkörper soll sich hier über die Ausatmung immer weiter vergrößern. Dabei stützt die rechte Hand den Oberkörper ab und unterstützt sanft, weiter in die Dehnung hineinzukommen.

Bist du über die Ausatmung in einer Endstellung angekommen, halte hier inne und atme nun tief ein. Du wirst merken, wie sich die Interkostalmuskulatur auf deiner linken Seite langsam ausdehnt. Gehe mit diesem Gefühl mit.

Anschließend kannst du über die Einatmung zurück zur Mitte kommen oder in der Dehnung bleiben, erneut voll ausatmen und dabei ein bisschen nachdehnen und tiefer hineinfallen, anschließend erneut in der Dehnung einatmen.

Zurück in der Mitte wechseln wir über die Einatmung die Seiten und machen das Gleiche spiegelverkehrt auf der anderen Seite. Beachte dabei bitte folgende Punkte:

- Rücken bleibt gerade → kein Rundrücken
- Kopf bleibt über den anderen Arm fixiert.
- Kopf bleibt in der Verlängerung der Wirbelsäule.

- Knie bleiben am Boden (heben sich nicht an).
- Finales Dehnen kommt über die Einatmung in Endstellung.
- Nachdehnen kannst du über eine zusätzliche Ausatmung in Endstellung.

Du kannst den Interkostal Stretch auch mit voller Einatmung ausführen und erst in der Dehnung ausatmen oder erst ausatmen, wenn du zurück in der Mitte bist.

Horizontale Atmung

Interkostal Stretch

Zurück in Ägypten

Mitten in diesem meditativen Zustand der 3L-Atmung, der langsamen Atemfülle, war dieses Vertrauen, dieses Urvertrauen so präsent wie nie zuvor. Der Stein war ein alter Anteil in mir, getränkt in alten Rollen, die ich einst einnahm, Erwartungen, die ich meinte erfüllen zu müssen, die mir aber nichts gaben. Beides saugte mir Energie.

Erneut überkam mich Trauer und etwas, wogegen ich bisher angekämpft hatte: Wut. Ich ließ sie gewähren, sie darf sein. Etwas begann zu fließen, zu zerfließen. Etwas öffnete sich. Ich spürte sie, eine tiefe Verletzlichkeit. Die Angst, verletzt zu werden.

Alles, was nun aufkam, ließ ich fließen. Ganz nach dem Prinzip des Wu-Wei gab ich mich dem Vertrauen hin, ließ mich immer weiter in den Fluss dessen kommen, was gesehen werden wollte. Mein Körper gab sich zitternd diesem meditativen Zustand hin, die Atmung veränderte sich, wurde flacher, wieder tiefer, Teile meines Gesichts verkrampften, Emotionen zeigten sich, verschwanden wieder. Es war ein Kommen und Gehen. Mal musste ich mich bewegen, mal fiel ich in mich zusammen. Bis alles zur Ruhe kam. Ich war nur noch in diesem Moment, mein Körper ruhig, die Zeit oder der Ort, an dem ich mich befand, nur ein Hauch in der Ferne meines Bewusstseins.

Wu-Wei ist wie eine Art Meditation: Alles, was einen in Gedanken festhält, kann man loslassen. So beruhigt sich das Bewusstsein und wirkt wie ein Spiegel. Das hilft, zur Ruhe zu kommen und neue Kräfte entstehen zu lassen. Man kann es auch als den Weg des Wassers bezeichnen. Ein aktives Nichtstun, sich dem Prozess hingeben und sich den Moment oder das Gefühl verändern lassen. Ähnlich wie das Surfen einer Welle oder sich in einem Fluss regungslos treiben zu lassen.

Ein paar Tage später begab ich mich wieder ins Wasser. Es fühlte sich anders an. Der erste Wasserkontakt nach dieser intensiven Erfahrung war neu. Anstatt abzutauchen, schloss ich die Augen und ließ los, ließ mich tragen. Der Zugang, den ich zuvor mit der Atmung erlebt hatte, dieses Urvertrauen, gab mir jetzt das Wasser. Du kannst gegen das Wasser nichts ausrichten. Du genauso wie ich, wir sind verletzlich, und es gibt Dinge, gegen die wir nichts ausrichten können. Das Wasser lehrte mich genau das:

DU KANNST NUR MIT MIR FLIESSEN ODER VERLIEREN.

So lag ich auf dem Wasser, nahm meinen letzten Atemzug und fiel ohne Widerstand in das Blau unter mir. Hielt die Luft an, ließ es geschehen, bis ich am sandigen Grund ankam. Hier legte ich mich mit dem Rücken auf den Sandboden und schaute zurück zur Oberfläche. Ich fühlte mich verletzlich, aber auch verbunden, eins mit mir und meiner Umgebung, spürte, was mir bisher gefehlt hatte, realisierte, welche Bedürfnisse und Wünsche die meinen waren, dass die Verletzlichkeit die Voraussetzung für das Wunder des Lebens ist und dass ich genau hierfür selbst verantwortlich bin.

Zeit, die Verantwortung für mich zu übernehmen.

Mir erlauben, ein neues Ich zu kreieren.

Ein neues Kapitel zu beginnen.

BUDDY:
Unterstützung anfordern und Kontrolle abgeben

»Ich schaffe das allein.« – »Ich muss das allein schaffen.«

Kennst du den Spruch und sagst ihn dir auch selbst öfters vor? Fällt es auch dir schwer, Hilfe anzunehmen? Bist du vielleicht sogar eher der Typ Mensch, der lieber hilft, als nach Hilfe zu fragen?

Genau das bin ich, oder so sehe ich mich zumindest. Frei nach dem Spruch: »Wenn der das kann, kriege ich das auch hin.« Und hey, oft funktioniert das auch, aber eben nicht immer. Heute wie damals fühle ich mich wie Iron Man, mit einer nahezu unbegrenzten Energiezufuhr. Power! Ja, so fühlt es sich an, und der Kopf pusht das Ganze auch noch durch Erlebnisse, die dies bestätigen. Also immer weiter so oder nicht? Klappt doch.

Ich neige zu einem etwas selbstzerstörerischen Lebensstil, denn wenn es ja geht, dann geht immer noch etwas mehr. Und dieses Mehr lässt irgendwann das System kollabieren.

»Ja, aber jetzt doch noch nicht.«

Genau hier liegt das Problem. Denn auf diesem Weg wird es passieren. Wie du dir denken kannst, musste ich das erst erfahren, um es zu glauben, wie damals in Ägypten auf der Yogamatte. Nur eben mehrmals.

MEINE STORY: Mein neues Ich

Mit dieser neuen Verbundenheit kam die Zuversicht, alles erreichen zu können, wenn ich mich nur in diesem Fluss weitertreiben lasse, anstatt immer eine Schippe draufzulegen. Wie mir die Gedanken auf dem Meeresgrund gezeigt haben, sollte ich nun mehr Verantwortung für mein Leben übernehmen, damit anfangen, ein neues Ich zu kreieren.

So beschloss ich, meine Bedürfnisse und Wünsche beim Schopf zu packen, und meldete mich zu einer Systemischen Business-Coach-Ausbildung an. Nachdem ich meinen Teamleiter-Job final und unumkehrbar an den Nagel gehängt hatte, wollte ich nun mein Erspartes in mich selbst investieren, in meine persönliche Weiterentwicklung. Was mich in der Ausbildung erwartete? Keine Ahnung, aber in kaltem Wasser schwamm ich bekanntlich gut.

Ich reiste also zurück ins Ländle, denn um Kosten zu sparen, zog ich wieder bei Mutti in die Wohngemeinschaft ein. Da mein Flieger mit Verspätung landete, nahm ich die S-Bahn direkt zum KickOff-Event der Business-Coach-Ausbildung. Voll bepackt, braun gebrannt, in voller Apnoe-Reisemontur betrat ich den Meetingraum. Alle Blicke hefteten sich auf mich, als ich so in der Tür stand. Dabei fühlte ich mich etwas fehl am Platz. Bin ich hier wirklich richtig?

Wie ich etwas überrascht realisierte, bestand die Gruppe, mit der ich das nächste Jahr lernen durfte, hauptsächlich aus Personen, die schon vom ersten Eindruck (Anzug, Bluse, Lackschuhe) bereits das klassische Business lebten. Zusätzlich war ich mit Abstand die jüngste Person im Raum. Schluck. Spannend. Einfach schwimmen, immer weiterschwimmen.

Als Küken der Gruppe fügte ich mich in meine neue Rolle und kostete mein Dasein in dem langen Lernprozess voll aus. Schließlich war ich hier, um zu lernen, nicht um zu wissen.

Die Leitung der Ausbildung, ein Paar im Rentenalter, lösten anfangs ein paar Widerstände in mir aus, als mit Kuscheltieren und Blumensträußen der Raum dekoriert wurde. Ihre fachliche Kompetenz lässt mich hingegen noch immer zu ihnen aufschauen. Denn was ich in diesem Jahr über mich erfahren durfte, hätte ich mir nie zu träumen gewagt.

Waren meine Erfahrungen im Wasser von der Umgebung und dem eigenen Körpergefühl geprägt, trugen mich die beiden, mit der Gruppe, auf ein anderes Level der Selbstwahrnehmung. Auch wenn die Ausbildung das Ziel hatte, später andere Menschen zu coachen, hatte sie eine durchschlagende Wirkung auf meine persönliche Entwicklung. Wie ich in diesem Prozess verstand, konnte ich zwar viel mit mir selbst ausmachen, dieses eine geführte Jahr ins Unterbewusstsein aber löste bereits im Voraus gefühlte fünf Jahre harter Arbeit mit meinen Themen wie von selbst auf.

In einzelnen wiederkehrenden Sitzungen brachte ich nun alles zur Sprache, legte all meine Themen auf den Tisch. Ganz gleich ob Profi oder Anfänger-Coach, ich merkte sofort, wie gut es mir tat, abzugeben und die Unterstützung meiner Coaches anzunehmen.

Während der Sitzungen wurde mein Selbstbild oft hinterfragt, umgeworfen und final verfeinert. Es war ein Raum, der meine Gefühle mit Fakten verband. Worte mit Taten. Momentaufnahmen mit Perspektiven. Oft musste ich tief durchatmen, wenn ich auf eine neue Erkenntnis traf, in der sich Widerstände, gar tief liegende Ängste zeigten. Dafür nutzte ich eine Atemtechnik, um diese Spannungen zu lösen.

Befreie dich – Emotional Release

Vertiefe in dieser Übung deine Atmung und lass mentale sowie körperliche Prozesse los, löse offensichtliche und subtile muskuläre Verspannungen. Lass deine Ängste los, steigere deine körperliche Wahrnehmung und etabliere eine neue körperliche Leichtigkeit.

Übungsablauf

Versuche, dabei nichts Einengendes zu tragen, und schließe während der Übung deine Augen. Um mit deinem Körper aktiver arbeiten zu können, empfehle ich dir, diese Übung anfangs im Stehen auszuprobieren. Fühlst du dich damit nicht wohl, kannst du sie auch gern wie bereits erklärt im Sitzen oder Liegen umsetzen.

Variante 1

Nimm nun eine dieser Positionen ein, schließe deine Augen und atme so langsam und tief wie möglich durch deine Nase, über deinen Bauch bis hoch in die Schultern ein. Halte hier für einen Moment die Luft an. Spanne nun alle Bereiche deines Körpers an, so stark du kannst.

Lass anschließend die Luft aus deinem Mund herausfallen. Entspanne zeitgleich alles, was du zuvor angespannt hast. Stell dir vor, du lässt alles über deine Ausatmung los, alles aus dir herausfallen. Versuche, über jede Ausatmung weiter loszulassen, ganz gleich, was sich gerade zeigt. Ob muskuläre Verspannungen, Gedanken oder mentale Themen, die du hiermit auflösen möchtest.

Wiederhole diese Variante 3- bis 6-mal oder so lange es sich für dich gut anfühlt, ohne zwischenzuatmen. Kehre danach zu einer reinen Nasenatmung zurück, oder wechsle zu Variante 2.

Variante 2

Wenn sich Variante 1 nicht gut für dich anfühlt, starte mit Variante 2. Hierbei atmest du genauso tief durch die Nase ein, spannst jedoch nicht alle Bereiche deines Körpers an, sondern nur die Bereiche, die du für die Einatmung benötigst. Voraussichtlich wirst du hauptsächlich Brustkorb, Schultern, oberen Rücken, Nacken, Kiefer und Gesichtsmuskeln spüren.

Halte auch hier nach der Einatmung kurz die Luft an und lass die Luft anschließend aus deinem Mund herausfallen und jede Verspannung los. Versuche, über jede Ausatmung weiter loszulassen, ganz gleich, was sich gerade zeigt. Ob muskuläre Verspannungen, Gedanken oder mentale Themen, die du hiermit auflösen möchtest.

Wiederhole diese Variante 5- bis 8-mal oder so lange es sich für dich gut anfühlt, ohne zwischenzuatmen. Kehre danach zu einer reinen Nasenatmung zurück oder wechsle zu Variante 3.

Variante 3

Wenn sich Variante 2 nicht gut für dich anfühlt, starte mit Variante 3. Atme nun langsam und tief über die Nase ein, verweile nur einen Moment nach deiner Einatmung im Luftanhalten, und lass anschließend die Luft aus deinem Mund herausfallen. Versuche auch hier, über jede Ausatmung weiter loszulassen, ganz gleich, was sich gerade zeigt. Ob muskuläre Verspannungen, Gedanken oder mentale Themen, die du hiermit auflösen möchtest.

Diese Variante kannst du gern über mehrere Minuten beibehalten und sich verändern lassen. Wenn du das Gefühl hast, es benötigt wieder eine muskuläre Anspannung mit der Einatmung, so gehe mit diesem Impuls mit. Spürst du, wie sich etwas in dir über jede Ausatmung weiter beruhigt, lass deine Einatmung nur noch bis auf Herzhöhe ansteigen.

Ergänzungen zu den Varianten

Bei jeder Variante kannst du etwas verfeinern, ganz so, wie es gerade für dich passt. Die Atemübung soll sich immer gut für dich anfühlen, höre also hier auf dein Gefühl und spring gern von Variante zu Variante.

Um Verspannungen noch besser lösen zu können, versuche, deine Ausatmung mit einem Ton zu verknüpfen.

Beispiele:

Luft aus dem Mund fallen lassen und dabei

- ein »Aaaaaaaaah« machen
- einen Ton aufkommen lassen
- die Zunge so weit rausstrecken wie möglich

Versuche zusätzlich, deine Ausatmung ab Variante 3 zu verlangsamen. Stell dir dabei vor, du würdest die Luft aushauchen oder so ausatmen, als würdest du mit deiner Ausatmung ein Glas beschlagen lassen.

Richte auch das Tempo der Ausatmung nach deinem Gefühl, je langsamer, desto besser, jedoch immer ein bisschen langsamer als deine Einatmung.

Du kannst außerdem versuchen, deinen Körper über deine Ein- und Ausatmung auszuschütteln. Ihn so zu bewegen, dass dir das Loslassen leichter fällt.

Beispiele:

- Arme abschütteln bei der Ausatmung
- Arme und Kopf in Richtung Decke strecken bei der Einatmung
- Oberkörper über die Ausatmung nach vorn fallen lassen
- Über die Einatmung den Kopf in den Nacken fallen lassen

Es gibt meist eine Verbindung zwischen körperlicher und mentaler Verspannung.[14] Um auf körperlicher Ebene muskuläre Verspannungen zu lösen, bedarf es auch eines mentalen Loslassens. Das geschieht aber nicht nur durch den Gedanken, etwas loszulassen, sondern primär über die Akzeptanz des sich zeigenden Themas.

Mein Learning aus der Konfrontation mit mir selbst

Auch wenn in den Jahren zuvor einige Themen an die Oberfläche kamen, musste ich, um all diese Themen in mir aufkommen lassen zu können, zwei große Schritte gehen.

Der erste Schritt bestand darin, zu realisieren, dass ich allein nicht alles schaffe und dass es mit Hilfe sogar viel schneller gehen kann. Während dieser Ausbildung nahm ich Bereiche und Themen wahr, auf die ich selbst wohl nie gekommen wäre. Das machte es mir leichter, aktiv um Unterstützung zu fragen. Sowohl im Kontext eines Coachings als auch in anderen Bereichen meines Lebens.

Der zweite Schritt, so muss ich gestehen, war der schwerste für mich: Kontrolle abgeben. Diese in mir steckende Verletzlichkeit gegenüber anderen Menschen offen zu zeigen. Wie ein Meteorit auf Kollisionskurs, mit meiner neu kreierten Erde, näherte sich die Verletzlichkeit der Kontrolle. Wer der beiden überleben sollte, war klar, nur wie wird es final ausgehen?

Schlussendlich überlebten beide Teile in mir, die befürchtete Apokalypse blieb aus. Was sich veränderte, waren die Gewichtung und der Kontext, in denen ich mit Kontrolle und Verletzlichkeit spielte. Mit der Zeit lernte ich immer mehr, wann was wichtig war. Denn sowohl die Kontrolle als auch die Verletzlichkeit haben ihre Daseinsberechtigung. Arbeite ich mit mir, ob allein oder mit Unterstützung anderer Personen, gebe ich der Verletzlichkeit so viel Raum, bis ich merke, meine persönlichen Grenzen sind gefährdet. Natürlich ist der heutige Raum, in dem ich aktiv die Kontrolle abgebe, deutlich größer als noch vor ein paar Jahren, er wächst stetig. Um diesen Prozess akzeptieren zu können, musste ich im gleichen Zug meine Grenzen immer deutlicher spüren, setzen, kontrollieren und verteidigen.

Was ich ins Heute mitnehme

Wie ich mich nun damit sehe, hat oftmals mit der Außensicht wenig zu tun, denn meine Reaktionen mögen einerseits als sehr offen gesehen werden oder andererseits als klare, vehement verteidigte Verschlossenheit.

All diese Lehren nehme ich seither, wenn ich für mehrere Minuten abtauche, mit ins Wasser. Denn ohne einen Buddy (Partner), der mich im Notfall zurück an die Wasseroberfläche bringt, wäre das Apnoetauchen nur ein Spiel mit dem eigenen Leben. Daher vertraue ich einer anderen Person mein Leben an, fordere dies direkt ein und gebe meine Kontrolle ab. Nur so ist es für mich möglich, meinen Körper schlafen zu legen und mich ohne Furcht in die blaue Tiefe des Meeres fallen zu lassen.

Dieses bewusste Abgeben ist gut und wird mir immer wichtiger. Anderen Menschen bestimmte Dinge anzuvertrauen, sie machen zu lassen, auch wenn ich vielleicht denke, ich könnte es besser. Dieses »Andersmachen« der anderen anzunehmen und zu akzeptieren.

Wie du siehst, hat dieser ganze Prozess mehrere Komponenten. Wenn du dich jetzt also fragst, welcher dein nächster Schritt sein kann, um deine Themen aufzulösen, widme dich als Erstes deiner Atmung. Ganz unvoreingenommen, und lass dich auf den Emotional Release ein. Versuche dabei als Erstes, deinen Fokus auf die körperlichen Empfindungen zu legen, sowohl über die Einatmung, das Luftanhalten als auch die Ausatmung. Spürst du deinen Körper und wie die Atmung fließt, nimm dir eines deiner Themen, halte es dir vor Augen und spiele die Varianten 1 bis 3 in deinem Tempo durch.

Eine emotionale Grenzsituation, die für mich heute noch sehr präsent ist, erlebte ich nach meinem Studium in Thailand. Lass mich dich kurz in diese Situation mitnehmen: Indischer Ozean, zurück im Wasser, mit Flasche auf dem Rücken. Neuer Tauchspot, das Boot voller Gäste, fahren wir eine unbewohnte Inselgruppe an. Da ich neu bin, kümmere ich mich um zwei Anfänger.

Das Wetter ist herrlich, die Stimmung gelassen, wir steuern unseren Tauchspot an. In der Ferne nehme ich eine Stelle an der Wasseroberfläche war, an der sich das Wasser etwas unruhig bewegt. »Einfach nicht reinschwimmen«, sagt mir der Kapitän auf die Frage, was dort sei.

Wir tauchen ab, halten uns für einen solchen Tauchgang auf der Maximaltiefe von fünf Metern. Da ich den Tauchspot zwar toll finde, ihn aber nicht kenne, schwebe ich einen halben Meter über den beiden, die sich super anstellen. Dabei lege ich unmerklich meine Hände auf ihre Flaschenventile, so habe ich sie im Griff, falls einer zu tief abtaucht oder Probleme haben sollte. Kurz darauf spüre ich eine leichte Strömung aufkommen, greife beide Ventile und ziehe die beiden für einen Richtungswechsel sachte zurück. Aber anstatt nachzugeben, paddelt einer der beiden los, mitten in die Strömung hinein. Die Luftblasen ändern abrupt ihre Richtung. Die Strömung packt uns in einer Geschwindigkeit, dass ich sofort die Orientierung verliere. Instinktiv kralle ich mich an den Ventilen meiner Schützlinge fest, während es uns in die Tiefe zieht. Uns umhüllt braunes dunkler werdendes Wasser. Eine Down-Stream-Strömung. Schnell packe ich mir die Flasche eines Schützlings zwischen die Beine, atme tief ein und fülle mit vollem Druck die Tarierwesten der beiden, danach meine. Ich atme aus, sehe nur noch braune Blasen. Mein Tauchcomputer piept in einer Tour – bis es plopp macht ... Wir sind zurück an der Oberfläche. Mit einem verkrampften Lächeln frage ich die beiden, ob alles okay sei. Sie schauen mich nur erstaunt an und fragen: »Ist der Tauchgang schon vorbei?« Zitternd setze ich meine Boje, werde von unserem Kapitän gesehen und abgeholt. Mir steckt der Schock tief in den Knochen. Hätte ich die beiden nicht am Ventil gehalten, wäre die Strömung stärker gewesen oder wären wir tiefer getaucht, hätte dieser Tauchgang anders geendet.

Zurück am Boot, schloss ich damals meine Augen und spielte den EMOTIONAL RELEASE durch. Drei, vier, fünf Runden. Dabei zitterte mein Körper und ich ließ diesen Schock weiter durch meinen Körper fließen, bis er sich final in Erleichterung umwandelte. Statt zu Angst, wurde dieser Schock zu Respekt, der mich seither bei jedem Tauchgang begleitet.

ATEM
PAUSE

Jetzt tauchen wir zusammen ab. Ich nehme dich mit auf einen Tauchgang in die Tiefe des Meeres. Ganz ohne Flaschen, Schläuche oder Hintertürchen unter Wasser. Wir werden nun die Luft anhalten, uns fallen lassen und uns mit unseren mentalen sowie körperlichen Grenzen konfrontieren.

Die Atempause steht dabei für das aktive Luftanhalten. Da wir im Alltag meist zu schnell und zu viel atmen, sind solche regelmäßigen Atempausen wie ein kurzes Wellnessprogramm für unseren Körper. Hier kommen wir zur Ruhe, stärken uns mental und bauen stetig unsere Stressresilienz aus.

In diesem Kapitel liegt der Fokus auf effektbezogenen Atemübungen: wie du diese Übungen am besten machst, welcher mentale Zustand dich dabei unterstützt, wie du länger die Luft anhalten kannst und welche positiven Effekte solche Atempausen und die kommenden Atemtechniken auf deine Gesundheit haben können.

»The last

SQUEEZE

brings the trash out.«

– PAUL CHEK –

EINSTIEG SCHAFFEN:

Den Körper schlafen legen und einen völlig klaren Kopf bekommen

Ankommen benötigt Zeit. Um diese Zeit des Ankommens zu beschleunigen, lege ich als Erstes den Fokus auf meinen Körper. Schau mir an, in welchem körperlichen Zustand ich mich befinde, ob aktiviert mit einem hohen Puls oder bereits in einer entspannten innerlichen Ruhe. Dieser Schritt, hinein in meinen Körper, ihn in einen schlafähnlichen Zustand zu bringen, ermöglicht es mir erst, mich von der Umgebung zu trennen, einen völlig klaren Kopf zu bekommen. Ganz im Moment, ganz bei mir zu sein.

TAUCHGANG: Mein Shutdown-Ritual

Ich befinde mich auf der Insel Gozo bei Malta. Klares, tiefes Wasser, tolle Sichtverhältnisse, es ist warm und nur leichte Wellen streifen über die Oberfläche. Ab in den Neoprenanzug, Tauchboje einpacken, zu meinem Lieblingsspot fahren, Flossen an, Maske auf und ab ins Wasser. Natürlich habe ich meinen Buddy immer dabei. Sie achtet auf mich.

Schon bevor ich ins Wasser gehe, beginnt mein Breath-up, die Vorbereitung, um entspannt lange tauchen zu können. Nach einem letzten Ausrüstungs-Check konzentriere ich mich ganz auf das Wasser und meinen Körper. Versuche, über die Atmung eine Verbindung herzustellen, lass sie so fließen, wie sich die leichten Wellen vor mir bewegen. Nun gehe ich langsam ins Wasser, lege mein Gesicht hinein und halte die Luft an, während kleine Fische unter mir über den steinig zerklüfteten Boden zwischen dem Seegras umhereilen. Hier überlasse ich mich dem Tauchreflex. Er kommt schnell. Mein Herz schlägt langsamer. Es ist schwer zu beschreiben, aber der Weg zur Boje, an der ich final in die Tiefe tauche, gehört für mich zum Ankommen dazu. Ich begebe mich in ein Element, für das mein Körper nicht geschaffen ist. Aber doch trage ich diesen Tauchreflex in mir, ein Überbleibsel der Evolution oder gar eine Superpower? Ich nehme die Superpower.

Angekommen an der Boje, schaue ich am Seil Richtung Meeresboden. Was ich sehe, ist ein durchsichtiges schimmerndes Blau. Das Sonnenlicht flackert, tanzt, fließt durch das Wasser hindurch, als wäre es seine einzige Aufgabe, mir ein unvergessliches Szenario zu bieten. Ich lasse mich von diesem Bild fangen, fühle mich paralysiert, angezogen, möchte mich mit kindlicher Freude hineinstürzen, verschmelzen mit diesem Blau. Nun nutze ich dieses Gefühl und starte mein Breath-up durch den Schnorchel, denn ich möchte dieses Blau sehen, in Verbindung bleiben. Dabei visualisiere ich den Tauchgang, spiele ihn noch einmal vollständig durch:

Tief einatmen. Genießen. Schnorchel raus. Druckausgleich. Duck dive. Entspannen. Sauberer Flossenschlag. Position zum Seil. Druckausgleich. Locker lassen. Druckausgleich. Genießen. Druckausgleich. Fallen. Fallen. Genießen. Fallen. Touchdown. Genießen. Umdrehen. Kraft einsetzen. Körperposition. Feiern. Tempo. Gefühle zulassen. Vertrauen. Gleiten. Genießen. Ankommen. Auftauchen. Atmen.

Nun bin ich ganz an der Boje angekommen. Dem Ort, von dem aus ich in die Tiefe tauchen werde. Mein Buddy ruht an meiner Seite. Alles ist, wie es sein soll. Ich übergebe mich mit geschlossenen Augen meinem Shutdown-Ritual, der letzten Vorbereitung, bevor meine Reise in die Tiefe losgeht.

Ein, aus, Pause, ein, aus, Pause. Meine Atemzyklen werden länger, die Atmung leichter, mein Körper schwerer. Ich vertiefe meine Atmung, atme tief und voll ein. Atme langsam aus, bedanke mich bei dem Meer, dass es mich in eine warme Decke einhüllt, mich in sich aufnimmt, mich beschützt, auf mich aufpassst. Wie eine Sturmflut breitet sich wärmende Dankbarkeit in mir aus.

Ich atme erneut tief, voll und langsam ein, fülle meine Lunge mit frischer Meeresluft und sehe es vor mir, mein höheres Ich, ein Indiana-Jones-Legomännchen. Eine Peitsche in der Hand, strahlend vor Tatendrang, strotzend vor Energie, Lederhut tragend, auf einem trockenen Grashalm kauend, lacht mir dieses Indiana-Jones-Legomännchen angstfrei ins Gesicht. Während ich noch langsamer ausatme, übergebe ich mich ihm, meinem höheren Ich, schmunzle, spüre, wie ich weiter loslasse, abgebe, vertraue.

Noch ein Atemzyklus. Die Luft fließt leicht in mich hinein, mein Körper bewegt sich frei mit den Wogen des Meeres. Langsam atme ich ein letztes Mal aus, erlaube meinem Körper, sich schlafen zu legen, alles loszulassen. »Es ist okay, verletzlich zu sein. Es wird für dich gesorgt«, so spreche ich mir zu. Den letzten Atemzug nehme ich widerstandslos, leicht, leise, tief, voll und langsam in mir auf. Ich bin ganz bei mir, mit mir verbunden und verschmolzen mit dem Blau um mich herum.

Die **Boje** für das Apnoetauchen ist ein autoreifengroßer Ring, gefüllt mit Luft, mit dem ein der maximalen Tauchtiefe angepasstes Seil fest verbunden ist. Am Ende des Seils ist ein Gewicht festgemacht, welches das Seil auf Spannung hält und bis zur gewünschten Tiefe abgelassen wird. An diesem Seil entlang wird ab- und aufgetaucht. Der Apnoetaucher ist dabei ständig über eine Manschette an Hand- oder Fußgelenk, das mit einem Metallseil und einem Karabiner an das Seil geklippt ist, fest verbunden.

Wenn ich vom aktiven Luftanhalten spreche, bekommen die meisten Menschen direkt ein ungutes Gefühl. Vielleicht atmest auch du gerade kurz ein, hältst die Luft an und verweilst, unter leichter Anspannung, nur weil ich jetzt dieses Thema erwähne. Falls nicht, halte gern einmal die Luft für dich an und schaue, was du dabei wie machst.

Um lange die Luft anhalten zu können, solltest du davor sehr langsam tief eingeatmet haben. Hast du das intuitiv gemacht? Falls ja, super. Falls nicht, nimm dir ab jetzt mehr Zeit für jede Atemübung, die du ausprobieren möchtest.

Wie lange du die Luft anhalten kannst, bestimmt nicht nur die Atemfrequenz und Atemtiefe, sondern es benötigt eine aus mehreren Techniken bestehende Vorbereitungsphase. Hierbei unterscheide ich in drei sich ergänzende Bereiche, die dich auch in stressigen Momenten dabei unterstützen können, die Welt um dich herum auszublenden:

1. Körperliche Verfassung
2. Mentaler Zustand
3. Umgebung

Wie du siehst, sind weder mentale Techniken von Atemtechniken noch andersherum trennbar. Dazu erkläre ich dir mehr in den Kapiteln »Touchdown« (→ Seite 139 ff.) und »Rückkehr« (→ Seite 185 ff.).

Die Umwelt ausblenden – das Breath-up

Dieser Zustand kann auch als eine hohe Konzentration bei gleichzeitig innerer Ruhe beschrieben werden. Im Alltag befördere ich mich hier hinein, um aktiv meine Umwelt auszublenden. Wie aber kommst du in diesen Zustand? Dafür gehen wir nun die oben genannten drei Bereiche durch und verbinden sie final in der erwähnten Atemübung aus meinem Shutdown-Ritual, bevor ich abtauche.

Übungsablauf

Mit ein wenig Übung und einer gesunden, entspannten körperlichen Verfassung ist es laut Erika Schagatay, Professorin an der Mid Sweden University, die seit vielen Jahren empirische Studien mit Apnoetauchern macht, möglich, mit ein wenig Atemtraining problemlos über drei Minuten die Luft anzuhalten.[15] Um in diesen Zustand zu kommen, möchtest du deinen Körper an einen Punkt bringen, an dem er so wenig Energie benötigt wie möglich. Schläfst du, bist du genau an einem solchen Punkt angekommen.

Fokussieren wir uns zunächst darauf, einen solchen Zustand zu erreichen. Mach es dir dafür gemütlich und schaffe dir eine angenehme Umgebung, in der du dich sicher fühlst. Gern kannst du auch mit einem Emotional Release (→ Seite 83 ff.) in diesen ersten Teil starten, bis du bei Variante 3 angekommen bist.

Ankommen

Komm für dich ganz in deiner Bauchatmung (→ Seite 47) an. Hierbei kannst du sowohl durch die Nase ein- und den Mund ausatmen oder ausschließlich durch den Mund atmen. Versuche dabei, langsam einzuatmen und etwas länger auszuatmen als einzuatmen. Höre hier ganz auf dein Gefühl, lass deine Atmung immer langsamer werden, bis sich ein Gefühl des Ankommens einstellt. Versuche generell, für eine Deaktivierung und somit Regulation deines Nervensystems, eine Atemfrequenz im Verhältnis von 1:2 beizubehalten. Zum Beispiel über 1 Schritt ein- und 2 aus- oder über 2 Sekunden ein- und 4 Sekunden auszuatmen. Gern kannst du hier auch die Längen variieren, jedoch sollte die Ausatmung immer länger sein als die Einatmung.

Wenn du dich dabei lieber an Zahlen orientierst, versuche es mit den folgenden Atemzyklen. Diese bestehen aus **Einatmung**, **Ausatmung** und einer **Atempause**.

Beispiel 1:

	EIN	AUS	HALTEN
Einsteiger	2	4	2
Fortgeschritten	6	8	2

Die Zahlen der Atemzyklen können für Sekunden oder Schritte stehen. Unterteilst du einen Atemzug in mehrere kleine Atemzüge, als würdest du ein Glas in kleinen Schlucken statt in einem Zug austrinken, spreche ich von Schritten. In der »Atempause«-Podcast-Folge #95 erkläre ich dir den Unterschied dazu im Detail:

#95 – Atemfrequenz reduzieren: Schritte statt Sekunden

Schau dir an, womit du dich wohlfühlst. Bleibe bei einem Zyklus, bis du spürst, dass sich alle drei Phasen automatisch verlängern. Nimm dir dafür mindestens 10 bis 15 Atemzyklen Zeit.

Die reine **Mundatmung** empfehle ich dir, wenn du diese Übung auch für das Apnoetauchen oder Schnorcheln im Wasser nutzen möchtest. Hier kannst du schließlich nicht durch die Nase atmen (Maske, Nasenklammer). Wenn du deine Atmung bereits gezielt regulieren kannst, kann auch die Mundatmung bei der Ausatmung leichter sein.

Aufatmen/Aufdehnen

Bist du in deinem Wohlgefühl angekommen? Dann vertiefe langsam deine Einatmung für 2 bis 3 Atemzyklen vom Bauchraum bis hoch zu den Schlüsselbeinen. Versuche hier, die durch das Wohlgefühl entstandene körperliche Entspannung beizubehalten. Nun verlängere auch nach der tiefen Einatmung die Ausatmung so, dass sie länger ist als die Einatmung. Folge auch hier ganz deinem Gefühl, sodass du länger ausatmest als einatmest. Fällt dir das schwer, orientiere dich an den folgenden Atemzyklen und zähle die Sekunden pro Einatmung, Ausatmung und Atempausen (Luft anhalten).

Beispiel 2:

	EIN	AUS	HALTEN
Einsteiger	6	8	2
Fortgeschritten	10	12	4
Profi	14	18	4

Die Zahlen der Atemzyklen können für Sekunden oder Schritte stehen. Schau dir an, womit du dich wohlfühlst. Bleibe bei einem Zyklus für 2 bis 3 Atemzyklen. Ich nehme mir meist drei Zyklen vor und gönne mir einen Zyklus als Joker, falls ich mich schon früher bereit fühle.

Letzter Atemzug

Jetzt wird die Lunge final gefüllt. Dafür atmest du ein, und zwar so langsam und tief wie möglich. Achte darauf, dass du auch hier die körperliche Entspannung so gut es geht beibehältst. Lunge gefüllt? Dann halte nun die Luft an, lass deine Schultern sinken und stell dir vor, dein Gesicht würde vor lauter Entspannung zerfließen.

Um lange die Luft anhalten zu können, ist dies die rein körperliche Vorbereitung beim Breath-up. Damit aktivieren wir unser parasympathisches Nervensystem. Die Verdauung und Regeneration werden angeregt, die Herzfrequenz sinkt und die Sauerstoffversorgung im Gehirn sowie in den Zellen wird gesteigert.

Diesen physiologischen Prozess kannst du über deinen mentalen Zustand unterstützen oder hemmen. Daher ergänzen wir jeden Schritt, den wir mit der Atmung im Breath-up gehen, mit einer mentalen Technik oder inneren Kommunikation. Für mich ist die Verbindung aus Breath-up mit mentalen Techniken mein Shutdown-Ritual vor dem Abtauchen.

In **1** kannst du dich beispielsweise mit deiner Umgebung verbinden, sie mit allen Sinnen wahrnehmen oder auch einen Body Scan+ (→ Seite 63 ff.) machen. Das unterstützt dich dabei, eher in deinem Wohlgefühl anzukommen. Ganz gleich, woran du denkst oder was du dir vorstellst, lass es dich dabei unterstützen, mit jeder Ausatmung weiter loszulassen.

Damit kannst du in **2** weitermachen, oder dir auch gut zusprechen, Affirmationen, Mantren aufsagen oder Anker setzen.

In **3**, dem letzten Atemzug, nutze das, was dich dabei unterstützt, langsam einzuatmen sowie die mentale und körperliche Entspannung beizubehalten. Ob du bei der Mundatmung deine Lippen zu einem kleinen o formst für einen größeren Widerstand oder ganz »leise« einatmest wie bei der 3L-Atmung (→ Seite 73 ff.), ist ganz dir überlassen. Probiere dich am besten durch und spiele mit deiner Atmung, bis du das gefunden hast, was für dich passt.

Ob du auf dem Land oder im Wasser dein Breath-up machst, ist ein großer Unterschied. Daher ist die Umgebung einer der drei wichtigsten Bereiche.

An Land mag sich das Breath-up ganz anders anfühlen als im Wasser. Aber warum? Alle Säugetiere, zu denen auch wir

Menschen gehören, haben einen Tauchreflex, der direkt auf ein Eintauchen ins Wasser reagiert. Dabei halten wir sofort die Luft an, der Parasympathikus wird aktiviert, die Herzfrequenz sinkt abrupt ab (Bradykardie) und der Blutkreislauf versorgt primär die lebenswichtigen Organe. Der Sauerstoffverbrauch wird damit direkt gedrosselt und der Körper braucht weniger Energie.

In der Arbeit mit einem extremen Ausdauersportler testete ich diesen Reflex und ließ den Sportler ein Pulsoximeter tragen, während er sich für eine Luft anhaltende Übung mit dem Gesicht ins Wasser legte. Innerhalb von 40 Sekunden sank seine Herzfrequenz von 82 auf 31 Schläge, wobei seine Sauerstoffsättigung konstant blieb. Hier siehst du, dass sich der Energiebedarf durch eine Entspannung unter Wasser innerhalb von wenigen Sekunden mehr als halbieren lässt.

Ein **Pulsoximeter** ist ein medizinisches Gerät, das zur Messung des Pulses und der Sauerstoffsättigung im kapillären Blut verwendet wird. Dabei wird es an den Finger, das Ohrläppchen oder einen Zeh geklippt.
Die **Sauerstoffsättigung** im Blut ist ein Maß dafür, wie viel Sauerstoff an das Hämoglobin in den roten Blutkörperchen gebunden ist, verglichen mit der maximal möglichen Menge, die gebunden werden könnte. Die Sauerstoffsättigung wird in Prozent ausgedrückt und gibt an, wie effizient das Hämoglobin Sauerstoff aus der Lunge aufnimmt und ihn zu den Geweben transportiert. Die normale Sauerstoffsättigung im arteriellen Blut beträgt in der Regel etwa 95–98 Prozent.

Durch die Verbindung der drei Bereiche (körperliche Verfassung, mentaler Zustand und Umgebung) ist dein Körper ideal darauf vorbereitet, länger die Luft anzuhalten. Die mentalen Techniken unterstützen dich zusätzlich zur Entspannung dabei, dass dein Kopf hellwach bleibt, statt einzuschlafen. Wie könnte dein Shutdown-Ritual aussehen? Wenn du möchtest, begib dich mit den Techniken aus diesem Buch auf die Reise und entdecke, was für dich passt.

ABTAUCHEN:
Verletzlichkeit akzeptieren und Stärke erlangen

Fühlst auch du dich manchmal verletzlich? Oder fällt es dir schwer, dir dieses Gefühl einzugestehen?

Vor meinem ersten Tauchgang in die Tiefe oder als ich durch eine wichtige Klausur fiel, fühlte ich genau das. Dahinter verbirgt sich jedoch eine Stärke, die es gilt zu erkennen, so zu lenken, dass sie uns unterstützt. Tauche ich in die Tiefe, gebe ich mich dieser Verletzlichkeit immer wieder aufs Neue hin, denn sollte ich unter Wasser ein Problem haben, mir die Luft ausgehen, benötige ich Hilfe, um zurück zur Oberfläche zu gelangen.

Mein inneres Programm bereitet mich darauf vor, diese Verletzlichkeit zu akzeptieren, sie umzuwandeln in etwas, das mich voranbringt. Mich stärker macht. Neue Chancen erkennen lässt. Ein solches Programm kannst auch du dir entwickeln, für Momente, in denen du dich verletzlich fühlst, um gestärkt daraus hervorzugehen. Voll und tief durchatmen zu können bildet hierbei die Grundlage für mich, in die Kraft zu kommen.

TAUCHGANG: Mein inneres Programm

Ganz im Reinen, verbunden mit dem Meer, tauche ich ab. Meine Lunge ist gefüllt mit frischer Meeresluft, der Körper ruhig, mein Blut mit Sauerstoff gesättigt. Alle Voraussetzungen für einen langen, tiefen Tauchgang sind erfüllt. Während mich meine Flossen auf den ersten Metern sachte auf Geschwindigkeit bringen, spüre ich nur einen geringen Druck auf meinem Brustkorb.

Den Druck des letzten vollen tiefen Atemzugs. Statt nach unten richtet sich mein Blick nach innen, mein Kinn sinkt auf die Brust, die Schultern werden weich. Ich tauche tiefer, mein Kiefer entspannt sich, der Druck verschwindet. Während ich stetig mehr Kraft in die Flossen lege, schiebt es meinen Körper in die Tiefe.

> Alle zehn Meter erhöht sich der Umgebungsdruck um 1 bar. Dabei wird die Luft in der Lunge komprimiert. Das Lungenvolumen verkleinert sich. Mit jedem Meter, den ein Taucher tiefer taucht, verkleinern sich Lungenvolumen sowie alle gasgefüllten Bereiche des Körpers weiter. Daher schweben wir an der Wasseroberfläche und je tiefer wir tauchen, desto weniger Auftrieb hat unser Körper, bis wir anfangen, ohne Zutun in die Tiefe zu sinken.

»Es geht los!«, freut sich das Indiana-Jones-Legomännchen in mir. Ich bin verletzlich während ich mich dieser Umgebung aussetze, tiefer in sie eintauche, fühle mich aber nicht so. Die Vorbereitung vor dem Abtauchen, das Nutzen meines ganzen Lungenvolumens, hat mich gestärkt ... Die Kraft meiner Beine flutet den ganzen Körper. In den ersten Metern des Abtauchens benötige ich am meisten Vortrieb, denn am Anfang des Tauchgangs zieht es mich noch zurück zur Oberfläche. Langsam, aber bestimmt kämpfe ich mit meinen Flossen dagegen an. Ich will nach unten, in die Tiefe, fallen, eins werden mit meiner Umgebung, dem Wasser.

Genau nach diesem Gefühl suche ich, bin süchtig danach. Dafür lasse ich jetzt automatisch mein inneres Programm ablaufen, wie bereits vor dem Abtauchen visualisiert, mit der Gewissheit, offen zu sein für das, was kommt. Das macht mich stärker, lässt mich weiter an mich glauben, neue Bereiche meiner inneren Welt entdecken. Die Peitsche schlagend, den Hut in die Luft werfend, schreit es in mir: »Ich komme!« Auf geht's Indi, stürzen wir uns in ein neues Abenteuer.

Kommst du mit?

Oft machen wir uns im Alltag klein, wenn wir uns verletzlich fühlen. Dabei tendieren wir zu einer flachen und schnellen Atmung. Mit dieser Atmung intensivieren wir aber das Gefühl der Verletzlichkeit, geben ihr einen neuen Nährboden.

Versuche im Gegenzug, deine Atmung zu vertiefen. Spiele hierbei mehr mit deinem ganzen Lungenvolumen. Mehr Atemraum bedeutet nicht nur einen größeren Luftaustausch pro Atemzug, sondern auch eine Verlangsamung deiner Atemfrequenz. Beides zusammen führt zu einer direkten Steigerung der Sauerstoffaufnahme pro Atemzug und einer Beruhigung deines Nervensystems. Der Parasympathikus übernimmt das Ruder.

Um dein Lungenvolumen für dich im Alltag zu erweitern oder schlicht darauf zurückgreifen zu können, kannst du spezifische Stretching- und Wahrnehmungsübungen machen. Viele Bereiche steuerst du vielleicht schon intuitiv an, andere erst, nachdem du die folgenden Übungen gemacht hast. Diese sollen dir ein Gefühl dafür geben, erst isoliert und anschließend zusammen alle Bereiche deiner Lunge nutzen zu können.

Den Atemraum vergrößern – Stretchingübungen

Für jeden Bereich erkläre ich dir nun eine Übung, die dich dabei unterstützen soll, diese Bereiche besser wahrnehmen und langfristig erweitern zu können.

Um die folgenden Stretchings optimal für dich zu nutzen, gilt es, die reine Bauchatmung und die horizontale Bauchatmung anwenden zu können. Kombiniere anschließend die reine Bauchatmung mit der horizontalen Bauchatmung. Dann lass uns nun mehr Atemraum schaffen.

Übungsablauf: Unterer Rücken

Achtung: Diese Übung bitte nur ausführen, wenn kein Bandscheibenvorfall oder eine Schädigung der Wirbelkörper besteht!

Matte raus und ab auf den Rücken. Strecke erst mal deine Hände und Beine von dir weg. Atme wie eben gelernt tief durch. Bring nun deine Knie zueinander und ziehe sie zeitgleich an, sodass sie so weit wie möglich in Richtung Brustkorb wandern. Hebe jetzt den Oberkörper ab, umarme deine Knie, wobei du dich mit den Händen am gegenüberliegenden Unterarm festhalten kannst, und führe deine Stirn so nahe wie möglich an deine Knie. Jetzt solltest du nur noch mit dem unteren und mittleren Teil deines Rückens im Bodenkontakt sein.

Spürst du diese Spannung? Sehr gut, dann entspann noch mal alle Bereiche deines Körpers, denn jetzt bringen wir die Atmung ins Spiel. In dieser Übung kommt die Dehnung primär durch die Atmung zustande, versuche daher, die oben beschriebene Position so kompakt wie möglich zu halten.

Atme jetzt, noch liegend, tief ein, und nimm über die Ausatmung die beschriebene Haltung ein. Atme dabei so viel aus wie möglich, behalte die Endpositionen bei und verweile in einer kurzen Atempause. Behalte die Endposition bei, während du so tief wie möglich einatmest. Spüre, wie sich dein unterer Rücken leicht öffnet. Lass dich über die folgende Ausatmung zurückgleiten in eine liegende Position und wiederhole diese Übung für drei bis sechs Runden. Taste dich hier Schritt für Schritt mit jeder Einatmung weiter an die Öffnung deines unteren Rückens heran.

Während der Haltephase kannst du auch in der Endposition bleiben, die Spannung aufrechterhalten und über zwei bis drei Atemzyklen die Öffnung vertiefen.

Schließe danach sitzend oder liegend die Augen, versuche, das Gefühl des sich öffnenden unteren Rückens zu verinnerlichen, und atme nun bewusst mehrfach in diesen Bereich ein und aus, ganz ohne körperliche Anspannung.

Da diese Übung anfangs etwas anspruchsvoll sein kann, gib dir danach die Möglichkeit, in eine Gegenbewegung zu gehen, zum Beispiel Katze-Kuh aus dem Yoga oder dem Emotional Release (→ Seite 83ff.), mit einer Bewegung, bei der du deinen Brustkorb über die Einatmung öffnest und deinen Kopf leicht in den Nacken fallen lässt.

Übungsablauf: Oberer Rücken

Achtung: Diese Übung bitte nur ausführen, wenn kein Bandscheibenvorfall oder eine Schädigung der Wirbelkörper besteht!

»Schwimmen im Raum«

Stell dich hin, gerader Rücken und der Kopf in Verlängerung der Wirbelsäule. Stell dir nun vor, du bist im Wasser und kannst dich nur durch den Zug deiner Arme fortbewegen. Strecke deine Arme mit den Handflächen aufeinander auf Augenhöhe aus. Dabei sind die Ellenbogen gestreckt. Gleichzeitig sinkt dein Kinn auf die Brust. Bei der Übung bleibt dein Rücken durchgehend gerade.

Lege nun die Handrücken aneinander, atme dabei aus und schiebe deine Hände so weit nach vorn wie möglich, dabei folgen die Schultern den Händen. Ist dein Rücken gerade? Sehr gut.

Atme nun im gleichen Tempo ein wie sich deine Hände, einem Brustzug ähnlich, auf Höhe der Schultern hinter den Rücken bewegen. Auch der Kopf wandert erst nach oben, dann in den Nacken, während die Hände hinter deinem Rücken verschwinden. Überkreuze in einer weiterführenden Bewegung die Hände hinter dem Rücken und drehe zusätzlich die Schultern leicht nach hinten. In einem leichten Hohlkreuz solltest du jetzt einen tiefen vollen Atemzug in dir haben.

Komm anschließend über die Ausatmung zurück in die Vorwärtsbewegung und wiederhole dieses »Schwimmen im Raum« für 10 bis 20 Runden. Du kannst dich auch während der Übung im Raum bewegen, ganz so, als würdest du durch den Raum schwimmen.

Diese Übung ist eine Kombinationsübung aus direkter Öffnung des oberen Rückens über die Ausatmung und einer Brustkorböffnung über die Einatmung.

Übungsablauf: Brustkorb bis hoch zu den Schlüsselbeinen

Achtung: Diese Übung bitte nur ausführen, wenn kein Bandscheibenvorfall oder eine Schädigung der Wirbelkörper besteht!

Nach den vier Bereichen öffnen wir final den Brustkorb bis hoch zu den Schlüsselbeinen. Die folgende Übung kannst du isoliert von den vorherigen Öffnungen machen, ich empfehle dir jedoch, diesen Bereich mit allen bisher angespielten Bereichen zu kombinieren. Final möchtest du schließlich einen vollen und tiefen Atemzug nehmen können. Ich erkläre dir nun ein Stretching, das allerdings mit Vorsicht auszuführen ist.

Back Stretch

Stell dich oder setze dich hin, gerader Rücken und der Kopf in Verlängerung der Wirbelsäule. Atme nun tief ein, fülle final deinen ganzen Brustraum mit Luft. Halte die Luft an, leg deinen Kopf sachte in den Nacken, rolle deine Schultern nach oben, dann nach hinten, und führe deine Ellenbogen so weit hinter deinem Rücken zueinander, wie es sich gut anfühlt. Um diese Öffnung zu intensivieren, kannst du zusätzlich den Bauch etwas nach vorn schieben, um leicht in ein Hohlkreuz zu kommen.

Geh anfangs nur so weit in das Stretching, bis du einen leichten Zug spürst. Diese Übung kann schnell zu intensiv werden.

Taste dich daher bitte langsam an eine kontinuierliche Steigerung des Stretchings heran. Je weiter du die Ellenbogen nach der Einatmung zueinanderführst, desto stärker spürst du einen Zug in deinem Brustkorb.

Nun solltest du spüren, dass du mehr Raum zum Atmen hast. Behalte dir diese Atemtiefe bei, nutze sie öfters am Tag, wenn du das Gefühl hast, tief durchatmen zu wollen und wenn sich das Gefühl der Verletzlichkeit zeigt. So findest du zurück zu deiner inneren Stärke. Bist du nun bereit, tiefer mit mir abzutauchen?

1 Unterer Rücken

2 Katze-Kuh

3 Oberer Rücken

4 Back Stretch

»NICHTS
ist so beständig
wie der Wandel.«

– HERAKLIT –

DRUCKAUSGLEICH:

Mit dem Druck wachsen und Vertrauen gewinnen

Ganz gleich, ob Abgaben, Termine oder auch Erwartungen, die täglich in unserem Leben präsent sind, ständig sind wir irgendeinem Druck ausgesetzt. Manchmal machen wir uns diesen Druck selbst, ein anderes Mal prasselt er von außen auf uns ein. Wir können ihn aber für uns nutzen, mit ihm wachsen. Dafür sollten wir ihn bewusst wahrnehmen und uns ihm aktiv aussetzen.

TAUCHGANG: Ich kann das!

Ich tauche immer tiefer. Die starken Flossenschläge tragen mich, der Druck um mich herum nimmt immer weiter zu. Zu den sich komprimierenden luftgefüllten Bereichen gehören neben der Lunge auch die Nasennebenhöhlen und die Maske. Wie gehe ich aber mit dem stetig wachsenden äußerlichen Druck um? Ich spüre einen leichten Druckanstieg auf meinen Ohren, nehme ihn wahr, entspanne mich und gleiche ihn aus. Dabei halte ich meine Nase zu und versuche, gegen diesen Verschluss über die Nase auszuatmen. Es entsteht ein Überdruck in meinen Nasennebenhöhlen, der zugleich den äußeren Wasserdruck in meinem Ohr ausgleicht. Die Trommelfelle entspannen sich.

So merke ich direkt den ansteigenden Druck um mich herum. Dabei weiß ich, gebe ich diesem Druck nicht nach, werde ich zerdrückt. Entweder reißen meine Trommelfelle oder noch schlimmer: Ich ziehe mir Risse in der Lunge oder der Luftröhre zu. Ein lokales Barotrauma entsteht. Um Verletzungen zu vermeiden, entspanne ich daher zusätzlich den Bauch.

In diesem Element bin ich sehr verletzlich, körperlich wie mental, denn gegen das Wasser kann ich nicht ankämpfen. Glaub mir, ich habe es versucht, sehr oft. Mal bewusst, mal unbewusst und habe verloren, mich verletzt, bis hin zu einem Barotrauma, mit der Folge, dass ich Blut spuckte.

Die Welt, in der ich aufwuchs, hat mich auf die Herausforderung, die unter Wasser unausweichlich ist, nicht vorbereitet. Denn anstatt mit dem Druck oder Stress zu arbeiten, ihn umzuwandeln, auszugleichen, lernte ich seit meiner Jugend, wie ich ihn wegschieben oder betäuben sollte. Kennst du das? Aussagen wie »Ist doch nicht so schlimm« oder »Ist doch nur ein Test«, die mir suggerierten, dass der Druck oder auch Stress, den ich gerade empfinde, ganz normal sei. Dies war ein gewolltes Ignorieren der Tatsache, dass mir gerade etwas zu viel ist und ich anders damit nicht klarkomme.

Unter Wasser aber bleibt der Druck und kann nicht weggeschoben oder betäubt werden. Er nimmt sogar mit jedem Meter weiter zu. Ich akzeptiere diesen Prozess. Der Tauchreflex in mir reagiert auf den Druckanstieg, verengt die Gefäße meiner Extremitäten. Periphere Vasokonstriktion nennt sich das. Mein Körper schreit nach Tiefe, ich vertraue der Empfindung. Im Kopf läuft mein Programm ab. Kick, Kick, Druckausgleich, locker, Kick, Kick, Druckausgleich, locker, Kick … »Bewege dich bewusst langsam«, sage ich mir und versuche, alles zu genießen, was gerade passiert.

Was hilft in einer Situation mit hohem Druck/Stress? Mir hilft dann eine spezifische Atemübung, kombiniert mit einer mentalen Technik. Um zu erkennen, wie sich Druck körperlich bei dir zeigt, halten wir jetzt zusammen die Luft an. Erinnere dich an das Breath-up. Jetzt arbeiten wir aber nicht mit einer vollen und tiefen Einatmung, sondern mit einer passiven Ausatmung. Hierbei wird nicht voll ausgeatmet, sondern du lässt nur die Luft aus dir herausfallen. Stell dir dafür vor, dass du dich aktiv bei deiner Ausatmung entspannst. Vielleicht sogar etwas in dich zusammensinkst. Es soll ein Gefühl von Loslassen, locker Lassen entstehen. Freu dich darauf, die Übung ist easy.

Umarme deine Ängste – Equalize easy

Diese Übung hilft dir, in stressigen Situationen einen klaren Kopf zu bekommen und Ängste selbst zu regulieren. Du kannst die Übung immer und überall machen. Dabei halten wir nicht die Luft an, bis es nicht mehr geht, sondern spielen mit den ersten Impulsen, die in dieser Situation aufkommen.

Übungsablauf

Probier es doch gleich mit mir aus. Atme erst normal (ganz nach deinem Gefühl) ein, atme jetzt so aus, als würde die Luft aus dir herausfallen. Alternativ kannst du auch normal ausatmen. Halte anschließend die Luft an, und zwar genau so, wie du gerade bist. Es ist egal, ob du dabei stehst, sitzt oder liegst. Mach dir ebenfalls keine Gedanken über deine körperliche Anspannung, lege nur den Fokus auf das Luftanhalten und warte ab. Warte … warte … bis du spürst, irgendwas passiert in deinem Körper.

Jetzt kann auch erst ein mentaler Impuls kommen, der dich dazu bringt, wieder einzuatmen. Auf den möchte ich in dieser Übung aber nicht hinaus. Falls du körperlich nichts spürst, probiere es noch mal und schaue dir, kurz bevor du atmen möchtest, deinen Körper wie von außen an, und nimm wahr, welche körperliche Reaktion ein Teil dieses mentalen Impulses ist, der dich einatmen lassen möchte. Den gibt es nämlich. Denn erst reagiert unser Körper und dieser Impuls führt dann zu dem Gedanken »Ich will, muss wieder atmen«. Obwohl das rein körperlich nicht stimmt.

Anbei liste ich dir hierzu mögliche körperliche Empfindungen auf. Schau mal, ob du darin etwas findest, das sich mit deiner Empfindung vergleichen lässt. Ganz wichtig: Es geht um Empfindungen in deinem Körper, nicht um Gedanken in deinem Kopf.

Folgende körperliche Empfindungen können dabei aufkommen:

- Schultern ziehen nach oben
- Kiefer verspannt sich
- Spannung im Po
- Augenbrauen ziehen sich zusammen
- Zug im Hals
- Druck im Bauch oder Brust
- Kopf wird warm
- Schwitzen

Oder auch etwas ganz anderes. In den letzten 10 Jahren habe ich mit Hunderten Menschen gearbeitet und es ist wirklich sehr individuell, welche Empfindungen du wahrnimmst. Nun stell dir vor, dein Körper gerät dadurch leicht aus dem Gleichgewicht. Versuche, diese erste Empfindung auszugleichen, und halte weiterhin die Luft an.

Wenn beispielsweise die Schultern nach oben ziehen, lass sie wieder fallen. Entspann deine Brust, wenn du Druck verspürst, und so weiter. Sieh es eher als Spiel, anstatt wie einen (Wett-) Kampf. Es geht nicht darum, ewig die Luft anzuhalten, sondern diese erste oder auch zweite Empfindung wahrzunehmen, sie erst mal nur für dich zu dokumentieren. Atme danach wieder ein und erneut passiv aus, lass die Luft aus dir herausfallen. Wiederhole diesen Zyklus 3- bis 4-mal.

Allein diese Übung mit dem Fokus auf die Impulse/Reaktionen deines Körpers unterstützt dich bereits dabei, dieses vielleicht bisher unangenehme Druckgefühl auszugleichen, anders damit umzugehen. Das passiert entweder ganz automatisch, weil du merkst, dass du ein paar Sekunden länger die Luft anhalten kannst, oder ganz bewusst, indem du, wenn sich eine Empfindung zeigt, mental oder körperlich verändert damit umgehst.

Easy, oder? Falls nicht, wiederhole die Übung gern ein paarmal. Du wirst sehen, es zeigt sich final mindestens eine körperliche Empfindung.

Hast du nun eine Empfindung wahrgenommen? Top, dann arbeiten wir jetzt mit ihr, indem wir die mentale Ebene hinzufügen. Verbinde deine Empfindung mit einem Zustand oder Gefühl, das dich dabei unterstützt, diesen aufkommenden Druck in etwas Positives zu verändern. Anfangs nutzen wir dafür rein eine veränderte innere Kommunikation. Also andere Worte, die du dir in dem Moment, in dem sich diese Empfindung zeigt, aufsagst. Je öfter du so mit dir kommunizierst, desto besser verbindet sich eine solche Affirmation mit der bisher vielleicht negativ bewerteten Empfindung.

Hier ein paar Beispiel-Affirmationen:

»Diese Empfindung, z.B. ein Ziehen im Bauch, feuchte Hände oder ein warmer Kopf …

- … zeigt mir, dass ich jetzt hellwach bin.
- … lässt mich auf mein ganzes Potenzial zurückgreifen.
- … weist mich darauf hin, dass mein Körper jetzt alles abrufen kann.
- … lässt mich ganz bei mir sein.

Ganz gleich, was dich unterstützt: Diese Empfindung zeigt dir, jetzt geht es los. Lernst du, diesen Prozess zu automatisieren, wirst du sehen, dass sich diese oder ähnliche Empfindungen auch in anderen Situationen deines Lebens zeigen. Ab jetzt bist du in der Lage, diese Empfindungen aktiv wahrzunehmen. Dies ist der erste Schritt, um sie in etwas Positives umwandeln zu können.

Fragst du dich, wieso diese Übung so easy funktionieren kann? Wir spielen hier mit einer Reaktion unseres Körpers, die auch mental sehr stark angebunden ist. Hältst du länger die Luft an als gewohnt, erhöht sich das Kohlendioxidlevel in deinem Blut. Hier wandert es als Bikarbonat, gebunden an Hämoglobin oder gelöst im Blutplasma, durch deinen Körper. An verschiedenen Stellen deines Körpers registrieren Chemorezeptoren diesen Kohlendioxidanstieg im Blut und senden diese Information an den Mandelkernkomplex in deinem Gehirn. Der Mandelkernkomplex ist unter anderem unser Angstzentrum im Gehirn und löst in deinem Körper Reaktionen aus, die dich dazu bringen sollen, etwas an dem momentanen Zustand zu ändern. Diese körperlichen Reaktionen werden in deinem Gehirn, basierend auf bisher gemachten Erfahrungen, ausgelöst.

Es kann also sein, dass du, während du die Luft anhältst, eine ähnliche körperliche Empfindung wahrnimmst, wie wenn du am Geländer auf einem hohen Gebäude stehst oder dich in einer anderen potenziell lebensbedrohlichen Situation befindest. In deinem Gehirn sind daher körperliche Empfindungen, um schnell reagieren zu können, wie ein altes Programm direkt mit mental erlernten Prozessen oder Erfahrungen gekoppelt. Dieses Erlernte zeigte dir bisher in rasender Geschwindigkeit, wie du auf die unterschiedlichen körperlichen Reaktionen reagieren sollst. Meist sind dies jedoch alte »Programme«, die dir heute vielleicht gar nicht mehr nutzen, sondern eher gegen dich arbeiten.

Das Luftanhalten kann dir dabei genau zeigen, welche körperlichen Empfindungen sich bei dir als Erstes zeigen und wie ihre bisherige Reaktion das »alte Programm« für dich verändern, gar neu schreiben kann.

Ein erhöhtes Kohlendioxidlevel im Blut führt aber auch zu positiven körperlichen Effekten. Leider spürst du diese nicht so stark wie die primär wahrgenommenen unangenehmen Empfindungen des Kohlendioxids. Lass dir bis hierhin gesagt sein, dein Gefühl trügt. Zwar fühlt es sich anfangs etwas unangenehm an, die körperlichen Effekte werden dir jedoch die Augen öffnen, damit du in Zukunft gern öfters die Luft anhältst. Mehr dazu im Kapitel »Atemreiz« (→ Seite 155 ff.).

»Wenn du meinst,

SCHNELLER

machen zu müssen,
mach langsamer.«

STILLSTAND:

Die Grenze betreten und dem Flow folgen

Um in Grenzsituation offen zu sein oder einen klaren Kopf zu bewahren, gilt es, sich aktiv mit deiner mentalen Situation auseinanderzusetzen. Diese Auseinandersetzung findet natürlich bereist präventiv statt. So kannst du dich schon im Voraus auf eine mögliche Grenzsituation vorbereiten. Diese Situation, wie ein Unfall oder eine aufkommende Angst, muss dabei gar nicht konkret sein. Vielmehr geht es darum, dir selbst Strategien zurechtzulegen, die dich dabei unterstützen, eine Grenze zu meistern und wenn möglich in einen Flow-Zustand zu gelangen.

Stell dir vor, du fährst mit deinem Snowboard in tiefem Pulverschnee. Du weißt, direkt unter der Schneedecke vor dir könnte dich ein Stein oder Baumstumpf zu Fall bringen. Dieses Risiko fährt mit. Aber anstatt dich davon lähmen zu lassen, kannst du dich mental darauf vorbereiten, diesen Nervenkitzel genießen und alles Nötige unternehmen, damit dieser Fall nicht eintritt. Als Resultat kannst du in einen Flow-Zustand kommen, in dem du ganz im Moment bist und deine Abfahrt voll uns ganz genießt. Manifestierst du mental diesen Zustand, wirst du ihn immer wieder abrufen können. In welchen Situationen deines Lebens wäre das hilfreich?

TAUCHGANG: Ist eine Umkehr möglich?

Meine Flossenschläge werden leichter, der Widerstand geringer. »Will ich die Kontrolle wirklich abgeben?«, schnellt es mir durch den Kopf. »Bin ich denn wirklich entspannt?«, meldet sich mein Körper.

Den Blick auf das Seil vor mir gerichtet treibe ich, einem Spaziergang gleich, in die Tiefe. Ein Ping-Pong-Spiel startet zwischen Soll- und Ist-Zustand. Zwar benötige ich noch Kraft, um voranzukommen, trotzdem sollte ich nun immer mehr den Fokus auf einen schlafähnlichen Zustand meines Körpers richten. Die Kontrolle abgeben, mich in diesen Moment fallen lassen. Druckausgleich.

Ich halte den Abstand zum Seil konstant, um wenn nötig hineinzugreifen, mich abzustoppen, sollte ein Druckausgleich nicht klappen oder ich mich nicht wohlfühlen. Es ist nur das weiße Seil vor mir zu sehen, umgeben von einem endlosen Blau. Lange sehe ich die schimmernde Wasseroberfläche an, sie verliert an Schärfe, verblasst. Meine Flossen bewegen sich in einem gleichbleibenden Rhythmus. Es wird leichter, ich bewege mich schneller. Druckausgleich.

»Soll ich umkehren?«, kommt ein Gedanke auf. Erneut leite ich mich sachte zurück zu meinem inneren Programm, konzentriere mich auf einen Schritt nach dem anderen. Druckausgleich, Kick, Kick, locker. Mit jedem Kick wird es leichter, lasse ich mehr los, lasse mich treiben, bis ich es spüre. Ich falle.

Die Angst vor dem Fall, vor dem Kontrollverlust, löst etwas aus. Auch in meinem Alltag erlebe ich solche Situationen, in denen es scheint, als würde mir alles entgleiten, wo es nichts gibt, an dem ich mich festhalten kann, ein emotional schmaler Grat, von dem ich jeden Moment abrutschen kann. Weißt du, was ich meine? Dieses Gefühl, als würde etwas aus mir herausgezogen. Wie Hilflosigkeit, Einsamkeit ... Schon wieder diese Endgegner. Aber wie kann es sein, dass sich auch solche Gefühle wie Freude, Spaß, Faszination oder Leidenschaft zur gleichen Zeit offenbaren? All diese Gefühle, ganz gleich ob positiv oder negativ bewertet, benötigen einander. Wie Licht und Schatten stehen sie in einer ständigen Wechselwirkung. Es besteht eine Synergie zwischen Schatten und Licht, Hilflosigkeit und Leidenschaft, Einsamkeit und Faszination.

Nimm dir ein negatives Gefühl, ganz gleich ob Angst, Neid, Trauer, Eifersucht oder ein anderes Gefühl, das du als negativ empfindest, das dich gar in deinem Leben behindert. Es darf stark sein und sich körperlich zeigen. Spürst du es gerade? Wenn nicht, schließe für einen Moment die Augen und spüre mal in ein solches Gefühl hinein. Schau es dir nun an und frage dich, was steht diesem Gefühl gegenüber? Oft ist beispielsweise eine Angst oder Unsicherheit die Grundlage dafür, etwas ganz besonders Positives zu erleben, etwas, das wir uns nicht einmal vorstellen können. Was bei mir eine Leidenschaft für den freien Fall wurde, könnte für dich eine neue Liebe sein, zum Beispiel zu einer Person, der du bisher mit Antipathie begegnet bist.

Mentale Manifestation – Silent Touch

Während der folgenden Übungen kombiniere ich mehrere Atemtechniken mit dem Fokus auf eine mentale Manifestation.

Laut aktuellen Studien der Professorin Mara Marther, die an der University of South California im Bereich der Gerontologie, Psychologie und biomedizinischen Ingenieurwissenschaften forscht, kann eine verlangsamte Atemfrequenz sogar eine positive und direkte präventive Auswirkung auf eine mögliche Alzheimer-Erkrankung haben. In den Studien von Mara Marther konnte der Plasma-Aβ-Wert, der bei Alzheimer-Patienten erhöht ist, durch verlangsamte Atemfrequenzen via HRV-Biofeedback[16] gesenkt werden. Sie vermutet daher, dass verlangsamtes Atmen daher schon in jungen Jahren einer möglichen Alzheimer-Erkrankung aktiv vorbeugen kann. Na wenn das keine Gründe sind, schon jetzt aktive Atempausen in deinen Alltag einzubauen.

Für deinen Körper sind die folgenden Übungen reines Wellness, auch wenn du meinst, dein Kopf möchte dir etwas anderes mitteilen. Versuche, dir dies immer wieder vor Augen zu halten und dich zurück in einen positiven mentalen Zustand zu holen. Natürlich kannst du die Übungen immer abbrechen, wenn es dir zu viel wird, versuche aber kurz an der Grenze, bevor du wieder schneller atmen möchtest, kurz innezuhalten.

Ich empfehle dir als Warm-up die Stretchings aus dem Kapitel »Abtauchen« (→ Seite 105 ff.), denn so greifst du direkt auf einen tiefen und vollen Atemzug zurück und es fällt dir leichter, den Einstieg zu finden und die Übungen bis zum Schluss mitzumachen. Ganz gleich, wann du bei den Übungen aussteigst, es ist völlig okay, es nicht bis zum Schluss durchzuhalten oder auch nur einen Teil des Trainings abzuschließen. Final sollen die Übungen Spaß machen, auch wenn es eine Weile dauern wird, bis du den Übungen mit einem Lächeln begegnest. Daher unterteile ich sie in verschiedene Schwierigkeitsgrade.

Übung 1 für EINSTEIGER: Der Goldene Schnitt – 5,5 Atemzüge pro Minute

Schüttle dich einmal aus. Wenn du Verspannungen spürst, starte neben dem Warm-up aus »Wasserkontakt« (→ Seite 73 ff.) gern mit dem Emotional Release (→ Seite 83 ff.).

Suche dir eine gemütliche Sitz- oder Liegeposition und schließe während der Übung die Augen. Bleib in Übung 1 rein in der Bauchatmung. Atme im folgenden Rhythmus (Schritte oder Sekunden) über Mund oder Nase ein, aus und halte die Luft an:

EIN	AUS	HALTEN
2	3	2

Atme in diesem Rhythmus für 5 Minuten. Wechsle anschließend in den folgenden Rhythmus:

EIN	AUS	HALTEN
3	3	3

Atme in diesem Rhythmus für 5 Minuten. Wechsle anschließend in den folgenden Rhythmus:

EIN	AUS	HALTEN
4	4	3

Atme in diesem Rhythmus für 5 bis 10 Minuten oder so lange du dich wohlfühlst. Jetzt hast du mit 5,5 Atemzügen pro Minute den Goldenen Schnitt der Atmung erreicht.

Wie fühlst du dich während der Übung? Merkst du, dass die nächste Verlängerung deiner Atemfrequenz nach ein paar Minuten immer leichter wird, vielleicht sogar ganz natürlich passiert? Dein Parasymphatikus übernimmt das Ruder, führt dich zurück in einen entspannten Modus. Wie fühlst du dich nach der Übung? Gib dir Zeit, die Momente mit dir und deiner Atmung zu genießen. Gern kannst du auch nach einer Übung ein paar Minuten meditieren oder in diesem Moment verweilen.

Übung 2 für EINSTEIGER: Das kleine 2 × 2

Nutze auch hier ein Warm-up, bevor du startest. Je länger du diese Übungen machst, desto größer ist der positive Effekt. Wenn du also eine lange Atemsession für dich machen möchtest, kannst du auch alle Übungen von 1 bis 4 direkt nacheinander durchführen. Atme in dieser Übung über die Nase ein und den Mund aus. Spiele dabei mit deiner Mundposition, führe deine Lippen zueinander oder forme ein kleines O, um den Luftstrom zu reduzieren.

EIN	HALTEN	AUS	HALTEN
4	2	6	2

Atme in diesem Rhythmus für 5 Minuten. Wechsle anschließend in den folgenden Rhythmus:

EIN	HALTEN	AUS	HALTEN
5	4	8	2

Atme in diesem Rhythmus für 5 bis 10 Minuten oder so lange du dich wohlfühlst. Je besser du alle Bereiche deiner Lunge anspielen kannst, desto leichter wird diese Übung für dich sein. Ist sie bereits leicht für dich? Dann spring direkt zur Übung 3.

Übung 3 für FORTGESCHRITTENE: Das große 1 × 1

Starte die Übung mit einem für dich beruhigenden Warm-up. Behalte dann den folgenden Rhythmus mindestens 10 Minuten bei. Versuche dabei, deinen Körper entspannt zu lassen und alle aufkommenden Empfindungen willkommen zu heißen. Es ist okay, dass sie da sind, sie sind ein Teil von dir.

EIN	HALTEN	AUS	HALTEN
7	7	11	5

Spätestens hier solltest du merken, wie sich dein mentaler Umgang mit diesen stärker werdenden körperlichen Empfindungen anfängt zu verändern. Behalte deine mentale Manifestation für diese Empfindungen bei.

Für deinen Körper ist das Wellness, da mit jedem Atemzug das Kohlendioxidlevel im Blut steigt, was dabei die Sauerstoffaufnahme in den Zellen erhöht, die Gefäße öffnet und für eine bessere Durchblutung der Gewebe sorgt.

Hört sich gut an, oder? Klar, ist aber hart. Daran ändert das Wissen erst mal nichts. Damit du einen solchen Rhythmus entspannt aufrechterhalten kannst, brauchst du natürlich etwas Übung. Aber hey, der mentale Aspekt von möglichen Ängsten ist hier enorm groß. Solltest du die zehn Minuten einmal geschafft haben, wirst du sehen, das nächste Mal wird es deutlich leichter. Nicht einfach, aber leichter. Oder war auch diese Übung leicht für dich? Dann direkt ab zur Übung 4.

Übung 4 für PROFIS: Die 15-Minuten-Challenge

Du wirst die nächsten 15 Minuten nur 15-mal atmen. Wie du das am besten bewerkstelligst? Starte die Übung mit einem für dich passenden Warm-up. Komme oder bleibe in einer entspannten Position. Schalte dir einen Timer ein, der jede Minute ein Signal gibt, oder lege dir eine Uhr zurecht.

Schließe deine Augen und versuche, dich während dieser Übung so wenig wie möglich zu bewegen. Tauche ab in deinen Happy Place, einen Ort oder Moment, der für dich die komplette körperliche sowie mentale Entspannung bedeutet. Nimm diesen Ort mit all deinen Sinnen wahr und versuche die ganze Übung über, leicht zu lächeln, wenn du merkst, deine Gedanken driften ab.

Hier ein Beispiel des Happy Place einer meiner Teilnehmerinnen:

»Ich sitze auf einem gepolsterten Holzliegestuhl, trage einen großen Sonnenhut und befinde mich zur Hälfte in der Sonne und im Schatten. In der linken Hand halte ich einen eisgekühlten Piña Colada, wobei kalte Tropfen von geschmolzenem Eis über meine Hand laufen. Meine Zehenspitzen vergrabe ich im weichen, weißen, warmen Sand, während kleine Wellen ganz leise auf den Strand treffen.«

Wenn du an deinem Happy Place angekommen bist, genieße ihn erst mal. Spüre schon, wie du mehr loslassen kannst und sich deine Atmung vertieft.

Nutze VAKOG, um ganz einzutauchen und voll anzukommen, oder starte mit dem Body Scan+ (→ Seite 63 ff.). VAKOG ist ein Akronym, das für **v**isuell (sehen), **a**uditiv (hören), **k**inästhetisch (körperliches Fühlen), **o**lfaktorisch (riechen) und **g**ustatorisch (schmecken) steht. Diese fünf Sinneskanäle nehmen Informationen über die Welt um uns herum auf. Jeder Mensch hat hier eine bevorzugte Art, Informationen aufzunehmen.

Starte nun deinen Timer. Versuche anfangs wie in Übung 2 und 3 alle vier Phasen eines Atemzugs zu nutzen. Einatmen, halten, ausatmen, halten. Atme dabei langsam ein und noch langsamer aus. Dies unterstützt dich dabei, deine körperliche Entspannung beizubehalten.

Finde einen Rhythmus, den du gut beibehalten kannst. Du wirst merken, dass dein erster Atemrhythmus sich deutlich von den letzten Atemzügen unterscheiden wird. Wenn du dir unsicher bist, wie du starten möchtest, probiere gern diese beispielhaften Varianten aus:

EIN	HALTEN	AUS	HALTEN
20	10	25	5

oder

EIN	AUS
25	35

Es gibt viele Möglichkeiten, die von Übung 1 bis 4 gesteckten Atemfrequenzen zu erreichen. Variiere die Zahlen, spiele mit ihnen und finde einen Rhythmus, der dir für deinen momentanen Trainingsstand passt.

Um reduzierte Atemfrequenzen mit Atempausen zu vereinfachen, frage dich bei den Übungen aus diesem Kapitel:

»Bin ich bei mir?«

»Welche Phase kann ich am meisten genießen?«

Denn es ist ein andauerndes Wechselspiel von Komfort- und Lernzone. Sowohl körperlich als auch mental. Setze hier ganz klar Grenzen für dich. Wenn du merkst, eine Übung geht dir zu weit, völlig okay, gehe zurück zur vorherigen und schau, dass du dich dort wohlfühlst. Das ist in Ordnung. Taste dich erst danach an die nächste Übung heran. Schließlich ist dieses Spiel an deiner persönlichen Grenze bereits ein Reiz, der dich wachsen lässt, körperlich sowie mental. Du wirst sehen, wie sich in diesen Phasen der reduzierten Atmung ein Gefühl von »Ich schaffe das!« einstellt. Und was du vielleicht noch nicht auf dem Schirm hast:

Dieser aktive Umgang an deiner Grenze unterstützt dich bereits dabei, anders mit Ängsten umzugehen. Mein erster freier Fall tat genau das: Ich tauchte tief an einer Riffkante entlang. Ein kleiner Riffhai schwebte plötzlich unter mir. Da hielt ich inne, fasziniert von seiner Eleganz, und bemerkte, wie ich immer weiter in die Tiefe fiel. Reflexartig verspannte sich mein Körper, mein Blick wanderte nach oben und ich sah die Wasseroberfläche – viel weiter von mir entfernt als angenommen.

»Schnell hoch!« Für etwas anderes war kein Platz mehr in meinem Kopf. Oben angekommen, nach Luft schnappend, war mein Tauch-Buddy weit weg, zusätzlich spürte ich eine leichte Strömung aufkommen. Ich trat lieber den Rückzug ans Land an.

Während ich etwas geschockt zurückschwamm, ließ ich die eben erlebte Situation Revue passieren. Was war das für ein geniales Gefühl, in die Tiefe zu fallen! Als hätte ich eine magische Grenze überschritten. Dieses Gefühl ließ mich nicht mehr los. Noch heute frage ich mich, wie sich ein Gefühl der Angst in solch kurzer Zeit zu einer mit Freude besetzten Leidenschaft entwickeln konnte. Eine Leidenschaft, die mein Leben komplett auf den Kopf stellte. Dieses Spiel zwischen Spaß und Gefahr, Genuss und Risiko lässt die Magie entstehen. Die Magie, etwas Neues zu entdecken, an dir selbst.

All das steckt bereits in dir. Nur du entscheidest, ob du dir anschauen möchtest, was hinter dieser Grenze liegt. Sobald du jedoch spürst »Ich schaffe das!«, wird es leichter, »Bye bye Komfort, bis später!« zu sagen, deine Komfortzone zu vergrößern und in Zukunft mehr mit der Lernzone zu spielen.

LASS UNS MUTIG SEIN UND UNS ANSCHAUEN, WAS HINTER DIESER GRENZE LIEGT.

FREEFALL:

Volle Entspannung bei zunehmendem Druck genießen

Kennst du die Situation, wenn du merkst, der Druck auf dich steigt stetig an? Eine Abgabe rückt immer näher oder du bist bei der Planung des nächsten Familenfests bereits hintendran. Wie wäre es, wenn du diesen Situationen mit Gelassenheit begegnen könntest? Das Gefühl, reagieren zu müssen, weicht einer tiefen Entspannung. Es ist möglich, diesen Druck genießen zu können, dafür benötigt es manchmal gar nicht viel. Lass mich dich durch solche Situationen des zunehmenden Drucks mit passenden Atemübungen begleiten.

TAUCHGANG: Unter Druck entstehen Diamanten

Meine Flossen kommen zum Stillstand, während ich meinen Körper in eine lockere, entspannte Position bringe. Die rechte Hand bleibt an der Nase.

Druckausgleich.

Ich schließe die Augen, falle Richtung Grund.

Druckausgleich.

Mit jedem Meter falle ich schneller, spüre das Wasser über mein Gesicht ziehen, vernehme ein leichtes ansteigendes Rauschen an den Ohren. Angekommen im Freefall benötige ich keinen Vortrieb mehr, kann mich fallen lassen, mich dem zunehmenden Druck widmen.

Druckausgleich.

Der stärker werdende Umgebungsdruck komprimiert meine Lunge immer weiter. Mein Bauch zieht sich nach innen, das Zwerchfell wandert hoch in den sich leerenden Brustkorb.

Druckausgleich.

Das Fallen verändert sich zu einem Sog. Als würde das Meer an mir ziehen, mich zum Grund führen wollen. Mit fast einem Meter pro Sekunde falle ich weiter, genieße das über meinen Neoprenanzug rauschende Wasser. Ich gleite hindurch.

Druckausgleich.

Das Wasser lässt mich gewähren, schafft mir Platz. Es entsteht ein Gefühl des Seins, des Im-Moment-Seins. Ich bin frei, bei mir, verletzlich, stark, richtig. Genau hier richtig. Denn es gibt nur diesen Moment, dieses eine Gefühl.

Druckausgleich.

Ein schlafähnlicher Zustand nebelt mich ein, lässt mich vergessen, wo ich gerade bin. Ich versinke mit jedem Meter in eine Welt voller Farben, Formen, Erinnerungen, Träumen, Empfindungen, einem unendlichen Raum des Seins.

Wo bin ich hier? Ist das wichtig? Ist es möglich, mich verletzlich und gleichzeitig so stark, ruhig, ganz bei mir zu fühlen?

Im Fallen falle ich in mir. Gebe mir Geborgenheit, Zuversicht, Vertrauen. Schenke mir das Okay, dass alles so ist, wie es sein soll, sein darf. Dass ich so sein soll, sein darf. Ich hier kein Gast bin, sondern das Meer mein Zuhause ist. Das Wasser mein Element. Es ein Teil von mir, so wie ich ein Teil von ihm bin. Stillstand. Druckausgleich.

Mein Herz schlägt langsamer. Ich bin hier. Ich bin. Ich. Druckausgleich.

Dunkelheit. Druckausgleich.

Stille. Druckausgleich.

Wir können gegen den Wasserdruck nicht ankämpfen, sonst werden wir zerdrückt. Wir haben im Wasser nur eine Wahl, nämlich den zunehmenden Umgebungsdruck zu akzeptieren, wie er ist. Unausweichlich, keine Fehler verzeihend. Aber gleichzeitig auch hilfreich und unterstützend.

Anbei zeige ich dir ein paar Atemübungen, die dich dabei unterstützen können, besser mit Druck umzugehen. Wir steigen mit einer Übung gegen Prüfungsängste ein, die hier beispielhaft auch für andere Situationen deines Alltags stehen soll, in denen du einen hohen Druck verspürst.

Druck umwandeln: Prüfungsangst adé

Die Tendenz, im Alltag zu schnell und zu flach zu atmen, verstärkt sich in Situationen, in denen wir einen hohen Druck verspüren. Der folgende Übungsaufbau wird eine Prüfung als Fokus haben, aber genauso könnte es auch ein Meeting, Vortrag oder Date sein, das in uns schon bei dem Gedanken daran Nervosität oder Anspannung auslöst. Wie kannst du damit umgehen? Indem du diesen Druck umwandelst.

Mach es dir gemütlich, ob sitzend oder liegend, denn diese Übungen kannst du nahezu immer und überall anwenden. Denke an eine Situation, die dich beispielsweise unruhig oder nervös werden lässt. Beobachte anfangs nur deine Atmung und schau dir an, wie sie sich verändert. Sei dir sicher, sie wird sich verändern.

Ich unterteile zum Beispiel die Prüfungssituation in drei Phasen:

1. Lernphase vor der Prüfung
2. Kurz vor Prüfungsbeginn – Stunden bis Minuten davor
3. Während der Prüfung

Für jede Phase gibt es gesonderte Übungen, die du dann anwenden kannst, wenn du sie brauchst. Nutze für die Übungen, wenn nicht anders erwähnt, primär eine reine Nasenatmung.

1. Lernphase vor der Prüfung

In der Lernphase gibt es zwei verschiedene Möglichkeiten an Übungen: »mehr Konzentration nötig« oder »raus aus dem Kopf und abschalten«.

Übung 1 – mehr Konzentration

Vertiefe und reduziere hierfür deine Atemfrequenz. Die Übung kannst du sowohl im Stehen, Sitzen als auch Liegen machen.

Atme langsam ein. Nach der Einatmung atmest du direkt bewusst langsam aus, ohne Pause. Wenn du starke Emotionen verspürst, atme über den Mund aus und lass die Luft aus dir herausfallen. Halte nun nach der Ausatmung für einen Moment die Luft an.

Verlängere nach jeder Ausatmung die Phase des Luftanhaltens. Hier ein paar Beispiele, die du in Schritten oder Sekunden für dich ausprobieren kannst:

EIN	AUS	HALTEN
2	4	4
4	6	8
6	8	12

Wiederhole eine Phase, so lange es sich für dich gut anfühlt, jedoch nicht länger als 5 bis 10 Minuten. Gern kannst du auch von einer Phase in die nächste springen. Bleib aber immer nahe der Grenze zu deiner Komfortzone – ein zu großer Impuls weit in die Lernzone hinein ist nicht notwendig.

Das Ziel der Übung ist es, deine Atmung zu vertiefen, zu verlangsamen und ein verändertes Gasgemisch im Blut herzustellen. Dabei wirst du spüren, wie sich dein Kopf und Körper beruhigen, die Gedanken klarer werden und du dich nun besser konzentrieren kannst. Solltest du die Übung länger als 10 Minuten machen, kann es passieren, dass du müde wirst. Das wollen wir vermeiden.

Übung 2 – raus aus dem Kopf

Stelle oder setze dich für diese Übung aufrecht hin. Atme langsam und tief ein. Halte kurz inne und atme aktiv, so viel du kannst, aus. Nutze dafür am Ende deiner Ausatmung aktiv die Bauchmuskeln und atme mehr Luft aus als über eine gewöhnliche Ausatmung.

Versuche mit jedem Atemzug, deine Atemfrequenz weiter auf ein 2:1-Verhältnis zu bringen. Als würdest du über 2 Schritte einatmen und einen ausatmen. Bei dieser Übung gibt es keine Atempause, weder nach der Ein- noch nach der Ausatmung. Hier ein paar Beispiele, die du in Schritten oder Sekunden für dich ausprobieren kannst:

EIN	AUS
2	1
4	2
6	3

Je länger ein Atemzug dauert, desto sanfter kommst du in einen wachen Zustand. Dein sympathisches Nervensystem wird aktiviert, dabei kann es dir warm, etwas schwummrig werden, auch in den Beinen und Armen leicht kribbeln. Nimm diese Empfindungen einfach wahr.

Wiederhole die Übung ohne Pause für maximal 1 bis 2 Minuten. Atme anschließend aus und halte so lange die Luft an, wie es sich gut anfühlt. Jedoch nicht länger als 45 bis 60 Sekunden oder kürzer als 15 Sekunden. *Wichtig: Nicht nach der Einatmung die Luft anhalten!*

Anbei ein Beispiel für den kompletten Übungsablauf:

EIN	AUS
4	2

Atme in diesem Rhythmus für 60 Sekunden. Dann ausatmen und für 30 Sekunden die Luft anhalten. Komm anschließend zurück zu einer natürlichen Atmung. Das Ziel der Übung ist es, deine Atmung gleichzeitig zu vertiefen und die Frequenz zu erhöhen. Dabei wirst du spüren, wie sich dein Kopf leert, während dein Körper erwacht. Machst du die Übung länger als ein bis zwei Minuten, kann es passieren, dass du zu hoch aktiviert wirst. Das wollen wir vermeiden.

2. Kurz vor Prüfungsbeginn – Stunden bis Minuten davor

Abhängig davon, in welchem Zustand du dich befindest, kannst du die zwei vorherigen Übungen auch in dieser Phase nutzen. Womöglich steigt aber der gefühlte Druck weiter an und du benötigst eine stärkere Übung, um die letzte Nacht vor der Prüfung gut schlafen zu können. Möglicherweise benötigst du auch einen mentalen Reset, um dich auf das Wichtigste zu konzentrieren.

Übung 1 – guter Schlaf

Dein Nervensystem läuft auf Hochtouren. Hab ich wirklich alles gelernt, nichts vergessen, bin gut vorbereitet? All das können Gedanken sein, die dir aufzeigen, dass du am Limit bist. Aber das ist nicht schlimm. Wichtig ist, dass du dir die Zeit gibst, das Erlernte zu verarbeiten. Unser Gehirn benötigt Pausen.

Schaffe dir für diese Übung eine ruhige Umgebung. Stelle oder setze dich aufrecht hin. Zieh dir zum Beispiel Kopfhörer auf, lass ruhige entspannte Musik laufen und schließe die Augen. Verweile für die ganze Übung in diesem Zustand. Wie im Body Scan+ versuchen wir, uns auf die Reize zu konzentrieren, die wir wahrnehmen wollen. Nimmst du auditive und visuelle Reize weg oder nutzt für dich unterstützende Reize, wie passende Musik, reduzierst du eine mögliche Überreizung auf das Minimum. Genau das ist unser Einstieg in diese Phase kurz vor der Prüfung.

Atme locker und leicht durch die Nase ein, und wenn es sich gerade anders anfühlt, versuche, deine Einatmung locker und leicht werden zu lassen. Öffne dann den Mund und lass die Luft aus deinem Mund fallen. Die Atemtiefe und -frequenz sind erst mal zweitrangig.

Versuch einzuatmen und anschließend die Luft aus dem Mund fallen zu lassen, ganz so, wie es gerade passt. Finde hier deinen Rhythmus, egal wie lange es dauert. Wenn du sitzt, lass dich bei der Ausatmung jetzt gern etwas nach vorn fallen, zusammensacken und richte dich beim Einatmen wieder leicht mit geradem Rücken auf.

Spüre über jede Einatmung eine leichte körperliche Spannung und über die Ausatmung ein aktives Loslassen, eine muskuläre Entspannung. Du brauchst an nichts zu denken, atme nur genau so weiter. Lass sich deine Atmung hier weiterentwickeln, gehe gern über die Ausatmung in eine Bewegung, zum Beispiel ein Ausschütteln der Arme, spüre, was dir guttut, und folge diesem Impuls. Stell dir vor, deine Atmung fließt wie eine Welle, wiegt sachte deinen Körper vor und zurück, vielleicht auch zur Seite. Wenn du hier angekommen bist, wirst du verstehen, was ich meine.

Behalte deine Einatmung sowie die Bewegung deines Körpers bei. Versuche dabei, primär in deiner horizontalen Atmung zu bleiben. Lass nun, anstatt die Luft fallend auszuatmen, die Luft über ein Brummen aus deinem Mund entweichen. Was auch immer brummt, nimm es dir als Beispiel. Ich bin gern ein Braunbär, groß und flauschig, und brumme mit einem tiefen bauchigen »Mööööööh«. Es kann auch ein langes »Aaaaaaaaaah«, »Ooooooooh« oder »Heeeeeeeh« sein. Lass es fließen und belächle dich dabei am besten gleich selbst.

Wenn du merkst, dein Körper und/oder deine Gedanken werden ruhiger, das kann nach 5, 10 oder 40 Minuten sein, wechsle zurück zu einer reinen Nasenatmung. Spüre hier für 2 bis 10 Minuten nach, lass sich deine Atmung immer weiter beruhigen und lege dich anschließend schlafen. Du kannst die ganze Übung auch gleich im Bett machen, dich fallen lassen und einschlafen.

Übung 2 – auf das Wichtigste konzentrieren

Es kann sein, dass du direkt vor der Prüfung sehr nervös, vielleicht sogar ängstlich bist, stark schwitzt, unruhig bist, dich verspannst bis hin zu dem Gefühl »Ich habe alles vergessen«. Selbstzweifel kommen auf, die Gedanken drehen Kreise. Du musst aber jetzt zur Ruhe kommen und dich konzentrieren können.

Eine simple Übung, die du als »schnelle Pille« in solchen Momenten direkt einsetzen kannst, ist die folgende:

Atme so tief ein (Nase) wie möglich, spüre kurz die Anspannung in deinem Körper und atme anschließend so viel aus wie möglich (Mund oder Nase). Lass dabei die Schultern, den Kiefer und Kopf leicht nach vorn fallen und halte nun so lange die Luft mit leerer Lunge an, bis du spürst, dein Körper sendet dir neue, andere Signale, körperliche Reaktionen. Es mag sich anfangs etwas unangenehm anfühlen, aber das ist okay und unterstützt dich dabei, die neuen Signale besser wahrzunehmen.

Wiederhole diesen Ablauf 2- bis 4-mal oder so lange, bis du merkst, es wird wieder ruhiger in dir. Deine Atmung wird sich danach vertiefen, verlangsamen und dein Kopf wird viel klarer sein. Nun bist du auf den Punkt konzentriert. »Du kannst das!«

Alternativ kannst du auch die aufkommenden körperlichen

Reaktionen anders bewerten. Dabei verbindest du auf mentaler Ebene deine körperlichen Reaktionen oder Empfindungen mit einem positiven Resultat oder erwünschten Gefühl. Ein Beispiel für die anstehende Prüfung könnte sein:

Ich schwitze → Das ist das Zeichen, dass ich alles abrufen kann.

Schaffst du es vor der Prüfung, beides zu verknüpfen, die Atem- und die mentale Übung, wirst du in die Prüfung mit stolzgeschwellter Brust hineinschweben. Du rockst das!

3. Während der Prüfung

Gut vorbereitet solltest du nun auf dein ganzes Wissen zurückgreifen können. Aber was ist in der Prüfung mit der tickenden Zeit, einer Frage, auf die ich nicht vorbereitet bin, oder einem spontanen Blackout?

Denk an die Pausen und ihr Potenzial, Prozesse neu zu verknüpfen oder abrufen zu können. Auch wenn die Zeit in einer Prüfung limitiert ist, nimm dir einen Moment oder gar mehrere Minuten raus. Denn lieber findest du in dieser Pause zurück zu deinem Wissen, als sinnlos irgendetwas zu Papier zu bringen. Es geht darum, zurück zu dir zu kommen, dich auf das zu besinnen, was du gelernt hast. Schenk dir diese Zeit, ganz gleich, wie hoch der Zeitdruck ist. Meist sind wir in diesen Situationen zu hoch aktiviert, daher gehe ich in den folgenden Übungen primär auf die Deaktivierung und Rückführung zu dir selbst ein.

Übung 1 – Fokus Switch

Hol dich für einen Moment raus, weg von der Prüfung, zurück in deinen Körper. Schließe die Augen, lege eine Hand auf deinen Bauch und übe einen leichten Druck auf deinen Bauch aus. Atme nun dagegen ein. Bleib hier für fünf bis zehn so langsame Atemzüge wie möglich, 1 Schritt ein und 2 Schritte aus, wobei du den Druck deiner Hand mit jeder Ausatmung reduzierst. Die letzten paar Atemzüge lässt du deine Hand sinken, spürst, wie du nur in deiner horizontalen Atmung bist, und öffnest anschließend erneut die Augen. Weiter geht's.

Übung 2 – Cocktailparty

Wieder ist dein Körper im Fokus, versuche, alles andere auszublenden. Schließe die Augen und atme über den Mund so viel aus wie möglich. Nutze dafür auch deine Bauchmuskeln, um den letzten Rest Luft auszuatmen. Lass dabei dein Kinn in Richtung Brust sinken. Dein Oberkörper bleibt gerade. Schließe den Mund und entspanne Bauch, Schultern und Kiefer, während du hier die Luft anhältst.

Warte, bis du einen körperlichen Impuls spürst, und atme anschließend so tief wie möglich über die Nase ein, hebe dabei langsam das Kinn an.

Halte kurz nach der Einatmung inne und wiederhole die Übung für zwei bis fünf Runden, bis du merkst, du bist wieder bei dir.

In deinem Körper findet während dieser Übung eine Cocktailparty verschiedener Atemgase statt, die durch deinen Körper fließen, sich vermischen und genau den Effekt hervorrufen, den du gerade benötigst: auf den Punkt präsent zu sein.

Da äußerer Druck primär damit zu tun hat, wie wir mit ihm umgehen, gibt es verschiedene Möglichkeiten, sich ihm zu stellen. Bisher habe ich dir aufgezeigt, was du aktiv machen kannst, um äußere Reize, die du als Stress wahrnimmst, auszugleichen, sie anders zu bewerten oder sie in etwas Positives umzuwandeln.

Es ist auch möglich, bewusst einen inneren Gegendruck aufzubauen. Die dazugehörigen sehr anspruchsvollen Übungen findest du unter folgendem Link und dem dazugehörigen Podcast:

#70 – Residualvolumen verringern mit Reverse Packing

TOUCHDOWN:
Den Grund berühren und höchsten Druck umwandeln

Bisher haben wir uns mit entstehendem Druck befasst. Was ist aber, wenn dieser Druck gerade extrem ist? Kennst du das, wenn dir einfach alles zu viel ist und du am liebsten ausbrechen, alles hinschmeißen möchtest?

Genau an diesem Punkt tut es oftmals gut, aktiv den Kopf ausschalten zu können. Vom Außen ganz ins Innen zu kommen, die Stimmen und Gedanken abzudrehen. So wandelst du diese extreme Situation um, begegnest ihr auf einer anderen Ebene und verbindest dich mit den Emotionen, die dahinter stehen. Bist ganz in deinem Körper.

TAUCHGANG: Blick in den hellen Tunnel

Mein Tauchcomputer vibriert am Handgelenk. Es klickt. Mein Karabiner kommt auf dem Stopper zum Stehen. Ich öffne die Augen. Greife mechanisch in das Seil. Touchdown, das Seil endet hier. Ich hänge mit den Füßen über dem Grund. Euphorie strömt wärmend in alle Bereiche meines Körpers. Ich bin angekommen. Stille.

Vollgesogen mit den Empfindungen des freien Falls, schwebe ich über dem Grund. Das tiefe Blau des Meeres umhüllt mich. Trennt diese Welt von der Oberfläche. Kein Bedürfnis zu atmen. Kein Bedürfnis zu handeln.

Umgeben vom höchsten Druck bin ich ganz bei mir. Meine Lunge ist komprimiert zur Größe einer Orange. Mein Herz schlägt wie in Zeitlupe. Ich möchte bleiben. Spüre den Druck nicht. Aber wieso?

Ich habe ihn umgewandelt und genutzt, um den freien Fall zu erleben. Akzeptiert, dass ich die Regeln des Meeres nicht schreibe, sondern mich anpassen muss, um in ein inneres Gleichgewicht zu gelangen. Ich akzeptiere das, was mich umgibt, und verbinde es mit dem, was in mir steckt. »Ich kann das!«

Die Zeit steht still. So schwebe ich, gehalten vom Seil, weiter in eine sich öffnende Welt. Jedesmal neu, aufregend, wie als Kind an Weihnachten, voller Vorfreude.

In diesem Moment sind all meine Gedanken wie weggeblasen. Dagegen erreicht die körperliche Wahrnehmung ihren Höhepunkt. Es entsteht eine tiefere Verbindung mit meinen körperlichen Empfindungen. So wie in dieser Situation kannst du auch außerhalb des Wassers schnell an extreme Grenzen stoßen. Ganz im Körper zu sein kann dir hierbei das Leben retten.

Ich zeige dir deshalb eine Atemtechnik, mit deren Hilfe du dich stark und schnell aktivieren kannst. Der positive Effekt dabei ist, dass dein Körper wach und ein Teil deines Gehirns mit Sauerstoff unterversorgt wird, um deinen Körper frei von Gedanken besser spüren zu können. Nichts anderes passiert in Extremsituationen, bei denen unser Fight-&-Flight-Modus aktiviert wird. Unsere Atmung übernimmt dabei das Ruder, um ohne zu denken schnell reagieren zu können. Dies ist ein schmaler Grat zwischen Aktivierung, Angst und Panik. Mit der richtigen Atmung kannst du dich aber bewusst in einer erwünschten Aktivierung halten, ohne in einen Angst- oder Panik-Modus zu kippen.

Stopper: Sicherungsende, an dem der Karabiner, der mit dem des Tauchers am Seil verbunden ist, abgestoppt wird. So wird verhindert, dass sich der Karabiner im Grundgewicht verfängt oder der Taucher tiefer taucht, als er wollte.

Kopf abschalten – Full Yogic Breath

Einmal einen leeren Kopf zu haben kann sehr angenehm sein. Genau in diesen Zustand kann uns der Full Yogic Breath führen. Da der Full Yogic Breath sehr kraftvoll ist, gibt es ein paar Regeln, an die du dich bei den Übungen halten solltest. Du kannst währenddessen nämlich in ein anderes Körpergefühl eintauchen, sogar intensive Gefühle erleben oder anfangen, Bilder, Farben oder Formen zu sehen.

1. Steigere die Intensität nur, wenn du dich damit wohlfühlst.
2. Stoppe über die **Aus**atmung, wenn es dir genug ist.
3. Mach langsamer, wenn sich das für dich besser anfühlt.
4. Halte während oder nach der Übung **nie** die Luft nach der **Ein**atmung an.

Im Rückschluss halten wir also die Luft nur nach der **Aus**atmung an. Dabei steigt der Blutdruck nicht so drastisch an und über das Luftanhalten öffnen sich nach kurzer Zeit auch wieder die Gefäße. Für die korrekte Ausführung des Full Yogic Breath solltest du in der Lage sein, einen vollen tiefen Atemzug nehmen zu können. Dabei ist eine komplette Ausatmung die Voraussetzung, um wirklich tief einatmen zu können.

Auch wenn du gerade noch übst, in einen vollen tiefen Atemzug zu kommen, kannst du den Full Yogic Breath anwenden. Achte aber vermehrt darauf, die Übungen langsam auszuführen, in einen tiefen Fluss deiner Atmung zu kommen und eine flache schnelle Atmung zu vermeiden. In dieser Übung bewegen wir viel Luft in einer kurzen Zeit, es wird sportlich, auch wenn du langsamer atmest. Nun starten wir den Full Yogic Breath, kombiniert mit einer aktiven Bewegung.

Übung: Der Slider

Begib dich in eine für dich angenehme Sitzposition. Es soll eine Sitzposition sein, in der du mehrere Minuten entspannt verweilen kannst. Beim Slider bewegen wir uns zwischen zwei Endpositionen hin und her.

Die Endposition nach der **Aus**atmung ist wie folgt:

- Kinn fällt auf die Brust
- Schultern gehen nach vorn
- Leichter Rundrücken
- Volle tiefe Ausatmung (optional mit Anspannung der Bauchmuskulatur)
- Körperliches Loslassen, Entspannen
- Hände liegen auf den Knien

Die Endposition nach der **Ein**atmung ist wie folgt:

- Kopf fällt leicht in den Nacken
- Schultern gehen nach hinten
- Schulterblätter bewegen sich zueinander
- Leichtes Hohlkreuz
- Volle tiefe Einatmung
- Körperlicher Spannungsaufbau
- Hände liegen am oberen Ende der Oberschenkel
- Ellenbogen bleiben nahe am Oberkörper

Probiere diese Endpositionen für dich aus, bevor du die Übung startest. Zwischen Ein- und Ausatmung gleiten die Hände auf den Oberschenkeln vor und zurück. Dabei wird der Kontakt zum Oberschenkel nicht unterbrochen. Die am Körper entlanggeführten Ellenbogen intensivieren die Öffnung des Brustkorbs.

Um gleich mit einer Übung starten zu können, gebe ich dir anbei drei verschiedene Sets, wie du eine Atemsession mit dem Full Yogic Breath aufbauen kannst. Jede Zahl steht für die Anzahl an Atemzügen, gefolgt von einer Atempause:

Set I	5	9	12
Set II	9	5	21
Set III	30	30	30

Nehmen wir **Set I** als Beispiel. Hier startest du mit 5 Full Yogic Breaths, in der Variante, die du magst. Atmest danach aus und hältst die Luft an, bis du die ersten körperlichen Reaktionen spürst oder auch ganz nach deinem Wohlgefühl. Dann atmest du direkt wieder ein und startest mit den nächsten 9 Full Yogic Breaths. Gleiche Atempause im Anschluss und dann direkt die 12 Full Yogic Breaths. Zum Abschluss atmest du erneut aus und hältst die Luft an, genau wie vorher. Je länger die Übungssets sind, desto anstrengender wird die Übung und desto intensiver wirst du den Effekt dieser Atemtechnik wahrnehmen.

Die Ausatmung für die Atempausen können während der Übung fünf verschiedene Tiefengrade einnehmen. Such dir den für dein Niveau passenden Grad (EINSTEIGER, FORTGESCHRITTEN, PROFI) aus und behalte ihn über das ganze Übungsset bei.

Grad **I**: Atme passiv aus (EINSTEIGER)
Grad **II**: I + leere deine Lunge bis zur Hälfte (EINSTEIGER)
Grad **III**: Atme komplett aus, so viel du kannst (FORTGESCHRITTEN)
Grad **IV**: III + Uddiyana Bandha (PROFI)
Grad **V**: III + Reverse Packing + Uddiyana Bandha (PROFI)

Bei Uddiyana Bandha wird der Bauch (gefühlt der Bauchnabel) über die Bauchmuskulatur (Transversus Abdominus) nach innen oben in den Rippenbogen gezogen.

Versuche, die Atempausen nicht allzu sehr zu übertreiben. Du wirst merken, es ist während eines solchen Sets trotz der Ausatmung viel leichter, lange die Luft anzuhalten. Du wirst überrascht sein. Gefühlt ist dein Kopf leicht, deine Gedanken wie weggeblasen und eine Euphorie strömt durch dich hindurch. Du bist ganz im Moment, scheinst zu schweben, bist voller Energie, spürst deinen Körper, bist ganz bei dir.

Lass uns nun die Übung mit fünf Atemzügen und einer Atempause durchführen:

1. Setz dich aufrecht hin.
2. Schließe deine Augen.
3. Atme voll aus und slide mit deinen Händen vor zu deinen Knien. Kinn fällt auf die Brust.
4. Atme direkt danach so tief ein wie möglich. Deine Hände wandern zurück zur Leiste und richte dich auf.
5. Kopf fällt leicht in den Nacken.
6. Wiederhole diesen Zyklus 5-mal ohne Pause.
7. Atme ganz aus, alles raus.
8. Halte hier die Luft an.

Anschließend kannst du beispielsweise eine 9er-Runde anhängen und nach der folgenden Atempause mit einer 12er-Runde abschließen.

All diese Empfindungen können durch passende Musik gesteigert, sogar intensiviert werden. Vielleicht hast du auch das Gefühl, auf mehr Energie zurückgreifen zu können, dein Körper wird wärmer, du schwitzt. Über einen längeren Zeitraum durchgeführt, fühlt es sich zwar anstrengend, aber leichter an, in deiner Lernzone zu verweilen. Genial, oder?

Durch die kraftvollen, schnellen Atemzüge entsteht eine Hypokapnie, ein reduzierter Kohlendioxidgehalt im Blut. Ändert sich der partielle Druck (Gehalt) der primären Atemgase Kohlenstoffdioxid und Sauerstoff im Blut, reagiert unser Körper automatisch auf diesen veränderten Zustand.

Entgegen dem oft in den Medien vermittelten Effekt, der Körper sei während hochaktivierender Atemtechniken voller Sauerstoff, ist dies nicht der Fall. Ganz im Gegenteil, denn durch einen Großteil unseres Körpers fließt Blut mit einem niedrigen Kohlendioxidgehalt. Dieser Zustand erschwert es unserem Gewebe, Sauerstoff aus dem Blut aufzunehmen. Eine Ausnahme ist die bei der Atemtechnik beanspruchte Muskulatur, da das lokale Blut aufgrund der muskulären Aktivität einen höheren Gehalt an Kohlendioxid aufweist.

Je höher der Kohlendioxidgehalt im Blut, desto besser kann unser Körper Sauerstoff aufnehmen. Je geringer der Kohlendioxidgehalt, desto weniger Sauerstoff kann unser Körper aufnehmen. Das liegt daran, dass in diesem Fall Hämoglobin Sauerstoff stärker an sich bindet. So fließt Sauerstoff durch den Körper und wird nur an die Stellen transportiert, an denen es benötigt und Energie erzeugt wird. Diesen oft missverstandenen Prozess beschreibt der Bohr-Effekt. Er ist die Grundlage, um effektbezogene Atemsessions kreieren zu können. Da es so wichtig ist, den Bohr-Effekt zu verstehen, erkläre ich ihn dir noch mal etwas spezifischer. Vielleicht öffnet das auch dir die Augen, wie mir, als ich meine Atemreise begann.

Wenn du mehr über das Zusammenspiel der Atemgase und der damit verbundenen Sauerstoffaufnahme wissen möchtest, hör dir gern die Folge #82 im »Atempause«-Podcast an:

#82 – Bohr-Effekt
Erklärung und Effekte

Bei hoch aktivierenden Techniken wie dem Full Yogic Breath sowie den in den nächsten Kapiteln behandelten Übungen wird bewusst eine Hypokapnie herbeigeführt. Jetzt fragst du dich vielleicht, wieso es überhaupt Übungen gibt, bei denen es zu einer Sauerstoffunterversorgung kommen soll? Oftmals benötigt man eine mentale sowie körperliche Überaktivierung, um in eine tiefe Deaktivierung zu kommen. Also eine bewusste Unterversorgung, um anschließend eine umso bessere Versorgung zu schaffen. Dafür ist es nötig, nicht nur die Atmung, den Körper und den mentalen Zustand selektiv zu betrachten, sondern auch die Zusammenhänge dieser Konstellation zu verstehen und sie bewusst zu nutzen. Deine Atmung steht in einer direkten Verbindung mit deinem Körper und deinem mentalen Zustand. Ändert sich einer dieser drei Bereiche, passen sich die zwei anderen sofort an und richten sich neu aus. Sehe ich beispielsweise eine Gefahr auf mich zukommen, erhöht sich direkt meine Atemfrequenz, daraufhin bewerte ich es mental als negativ, mein Körper spannt sich an und ich stelle mich auf eine Konfrontation ein.

So toll das auch sein mag, diese Effekte spüren zu können, so kann es auch schnell zu viel sein. Ich empfehle, diese hoch aktivierenden Atemübungen nicht täglich zu praktizieren. Nimm diese Übungen eher als Highlight in deine Atempraxis auf. Vielleicht auch als Launemacher oder zielgerichteten körperlichen »Energieboost«.

TURN:
Den Moment feiern und wieder nach oben gelangen

Wie fühlt es sich an, wenn du ganz bei dir in deinem Körper angekommen bist? Welche kleinsten Details nimmst du dabei wahr? Was siehst du vor deinen geschlossenen Augen? Stell dir vor, du erlebst einen solchen Moment. Deine körperlichen Empfindungen werden dabei immer intensiver und du hast das Gefühl, dich voll uns ganz wahrzunehmen. Eine solche intensive Erfahrung kann dich dabei unterstützen, impulsive negative Empfindungen zu hemmen oder blockierende Hemmungen aufzulösen.

Vielleicht kennst du das aus einer alltäglichen Situation, wie einem verbalen Angriff oder einer Neuigkeit, mit der du nicht gerechnet hast. Dein Körper spannt sich intuitiv an und kann dich in eine Schockstarre verfallen lassen. Durch eine bessere körperliche Wahrnehmung, diesem intensiven Hineinspüren, lässt sich eine solche körperliche Anspannung abwenden. Das Resultat: Du kommst gestärkt vom Innen ins Außen und kannst dich aktiv lösungsorientiert dieser Situation stellen.

TAUCHGANG: Zurück, aber wohin?

»Zurück zur Oberfläche!«, hallt es in meinem Kopf. Erst leise, dann alles einnehmend.

Gefühlt war es eine kleine Ewigkeit am Ende des Seils. In Wirklichkeit nur drei bis fünf Sekunden. Die nächsten Meter sind die schwersten des ganzen Tauchgangs. Der Sog zum Grund wird präsenter. Löst etwas in mir aus.

Leicht am Seil ziehend beginne ich die ersten Flossenschläge zurück zur Oberfläche. Halbzeit. Genauso viele Meter zurück wie bis hier nach unten.

Die ersten Kicks sind hart. Ich spüre meine Beine, den Widerstand der Flossen. »Ich kann das!«

Auf dem Weg zur Oberfläche fällt der Druckausgleich weg, denn die Luft dehnt sich nun aus, der Druck wird geringer. Weniger Druck hilft allerdings nicht dabei, die Luft länger anhalten zu können – der Weg nach oben wird damit zum Kraftakt.

Sollte jetzt etwas Unvorhergesehenes passieren, ein Krampf, eine Strömung oder negative Gedanken, würde ich es aus eigener Kraft nicht mehr zurück zur Oberfläche schaffen und müsste gerettet werden. Aber »Ich kann das!«, so spreche ich es mir bewusst vor. Konzentriere mich voll und ganz auf den Moment. Schließe wieder meine Augen. Justiere nur ab und zu, leicht blinzelnd, meine Position zum Seil. Ich bin auf Kurs.

Die Kraft liegt in meinen Beinen. Ich feiere mich. Spreche mir gut zu: »Du hast eine tolle Technik!«, »Bist der Wahnsinn!«, stelle mir vor, wie Discolicht angeht, mir Fans zujubeln, mich feiern, während der Refrain von den Orsons, *Schwung in die Kiste,* über Festival-Boxen auf Dauerschleife läuft. »Schwung, Kiste, Kiste, Schwung ...«, Kick, weiter, weiter, Kick. So entspanne ich mich erneut auf dem Weg zur Oberfläche, überwinde den Sog zum Grund, grinse, bekomme Gänsehaut am ganzen Körper. Wow, Party!

Dieses Gefühl verschafft mir ein Hoch, reißt mich mit sich. Jeden Kick, der mich vorantreibt, feiere ich und werde gefeiert, ich sauge diesen Zustand in mich auf, verankere ihn in mir, atme ihn ein. Die Euphorie ersetzt frische Luft, lässt mich körperlich ruhig bleiben, während ich jedes Detail des Aufstiegs genieße. Das Rauschen des Wassers an meinen Ohren, die Leichtigkeit der Bewegung, die Entspannung der nicht arbeitenden Muskeln, die Freude in mir, das Kribbeln in meinen Beinen. Die Vorfreude des Heimwegs, gemischt mit dem Genuss, dass dieser Moment nicht enden soll.

Während des Auftauchens hemme ich, hier durch eine positive Kommunikation mit mir, bewusst intuitiv aufkommende körperliche Reaktionen. Diese können zu einer generellen muskulären Anspannung führen und den verbleibenden Sauerstoff in meinem Körper zu schnell verbrauchen.

Nun gebe ich dir Tipps, um diese intuitiven Reaktionen auszugleichen, umzuwandeln oder sie auch kurzzeitig zu hemmen.

Hemmungen sind vielschichtig. Sie können uns schützen, schaden, blockieren, einschränken oder verlangsamen. Bewusst angewandt verhelfen sie uns Regeln einzuhalten, Emotionen zu lenken oder neue Gewohnheiten zu konditionieren.

Wenn du bewusst mit Hemmungen spielst, schau dir genau an, was du wieso hemmst. Meist unterdrückst du etwas in dir, um deiner Außenwelt gerecht zu werden. Hemmung bedeutet in diesem Kontext umwandeln, verändern, ausgleichen. Den Impuls in dir mitnehmen, in eine dich unterstützende Handlung. Lang genug geübt, wirst du die Handlung automatisch mit einer positiv besetzten Emotion verbinden.

Stell dir die hierbei genutzte Atemtechnik wie einen Schlüssel vor, der dich an einen Punkt bringen kann, an dem du ein körperliches und mentales Feuerwerk erleben kannst, eine körperlich intensive Erfahrung, ohne diese Gefühle hemmen zu wollen. Ganz gleich, was sich dabei zeigt, es ist genau das, was dir dein Körper in diesem Moment zugänglich machen möchte. Auch die Gewissheit, dass dir dein Körper nur das gibt, was du gerade in der Lage bist zu verarbeiten, kann dich dabei unterstützen, tiefer einzutauchen, loszulassen.

Die in dieser Atemsession genutzte Technik verbinde ich heute in einer eigenen Atemsession, die mehr darstellt als nur eine einfache Übung: Electric Motion. Aufgrund der Möglichkeit einer sehr intensiven körperlichen Erfahrung benötigt Electric Motion einen Raum, in dem du deinen Emotionen freien Lauf lassen kannst, und eine Musik, die dich dabei unterstützt.

Deinen Körper intensiv spüren – Electric Motion

Bei dieser Übung arbeiten wir mit einer seit Urzeiten bestehenden Atemtechnik, die auch heute noch in vielen indigenen Völkern fest verwurzelt ist. Dabei nutzen wir eine 3-Schritt-Atmung, die als Schlüssel zu unserem Unterbewusstsein agiert.

Übungsablauf

Leg dich für das Üben der Technik flach und gemütlich auf den Boden. Platziere eine Hand auf der Brust und die andere auf deinem Bauch.

Primär atmen wir bei dieser Atemtechnik durch den Mund ein und aus. Wenn es sich für dich besser anfühlt, kannst du aber auch während der Session durch die Nase ein- und den Mund ausatmen. Greife hierfür wieder auf volle tiefe Atemzüge zurück.

Leg dich als Erstes hin, ob auf eine Matte oder in dein Bett. Streck nun deine Arme in alle Richtungen aus und schau, dass du genug Platz um dich herum hast, als würdest du einen Schneeengel machen. Schließe nun deine Augen und teste wie folgt die 3-Schritt-Atmung für dich aus. Die ersten 2 Schritte atmest du dabei ein und den dritten Schritt atmest du aus:

Schritt 1: Atme in den Bauch ein.
Schritt 2: Atme nun weiter hoch in die Brust ein.
Schritt 3: Stoß die Luft schnell durch den Mund aus.

Probiere nun einmal so fünf Atemzüge zu machen, ganz ohne Pause. Also nur über zwei Schritte ein und über einen Schritt aus. Die Technik ähnelt dem Full Yogic Breath, unterscheidet sich aber deutlich in der Körperhaltung, dem Übungsaufbau und dem Setting. Ist dir die 3-Schritt-Atmung nun klar?

Genau wie in deinen fünf Probeatemzügen starten wir in die Atemübung hinein. Jetzt behalten wir diesen Atemrhythmus bei und erhöhen anschließend stetig die Intensität und das Tempo, bis wir an einen Punkt kommen, an dem sich die Atmung verselbstständigt. An diesem Punkt, das kann zwischen zwei und sechs Minuten dauern, spürst du deinen Körper bereits intensiver. Hier angekommen, hörst du nur noch auf dein Gefühl und lässt die Atmung folgen. Eine ganze Electric-Motion-Session, die du für dich allein machst, sollte maximal 15 Minuten dauern.

Möchtest du tiefer in die körperliche Erfahrung einsteigen, atmest du intensiver und schneller, möchtest du aussteigen, verlangsamst du deine Atmung oder wechselst zu einer Nasenatmung. Der Atemwechsel ist sehr individuell und soll in der Erklärung von Electric Motion nur einen Einblick in unterschiedliche Möglichkeiten geben.

Nach den Anfangsminuten werden sich deine Atmung sowie deine körperlichen Empfindungen verändern.

Jetzt fehlt noch Musik, die dich durch diese intensive Atemübung führt. Suche dir dafür Titel aus, die ohne Gesang auskommen oder eine Sprache beinhalten, die du nicht verstehst. Die Musik soll deine intensiven körperlichen Empfindungen unterstützen. Ein gutes Beispiel hierfür sind klassische Musik oder rein akustische Stücke. Ideal wäre Musik, die du gern hörst. Die Musik darf dabei auch aktivierend oder emotional sein. Der letzte Titel sollte jedoch beruhigend sein und diese Atemübung ausklingen lassen.

Eine **Electric-Motion-Session** zusammengefasst:

1. Du legst dich für die Übung hin.
2. Startest Musik, die dich genau 15 Minuten begleitet.
3. Fängst mit der 3-Schritt-Atmung an und lässt sie sich nach ein paar Minuten verändern.
4. Verlangsamst mit dem letzten Titel deine Atmung und beendest diese Atemübung.

Was passiert konkret in deinem Körper in einer Electric-Motion-Session? Und warum kannst du in einem solchen Zustand deinen Körper intensiver spüren? Dieses körperliche Feuerwerk kommt durch einen starken Abfall des Kohlendioxidgehalts in deinem Blut. Es entsteht eine Hypokapnie.

Da du liegst, verengen sich mehr ungenutzte periphere Gefäße, dein Gehirn wird teilweise mit Sauerstoff unterversorgt. Nun nimmst du deinen Körper viel mehr wahr und vielleicht fängt er damit auch an, sich unkontrolliert zu bewegen. All das kann körperlich passieren, muss es aber nicht. Jedoch erklärt es, wie sich durch die »Gasverschiebung« dein Bewusstseinszustand verändert. Schließlich ändert sich die Durchblutung, dein Sympathikus wird durch die Musik gepushed, Emotionen und innere Bilder stark aktiviert. Wie in einer Trance, einem Rausch, handelst du eher, gibst dich Impulsen hin, lässt dich treiben.

Dabei gibst du deinen Emotionen Raum, erweiterst dein Alltagsspektrum an körperlichen Erfahrungen und lässt deine Hemmungen fallen, je mehr du realisierst, dass das, was du spürst, ein Teil von dir ist, den du so bisher nicht kanntest oder zu verdrängen gelernt hast.

In anderen Kulturkreisen gibt es Riten oder Trancetänze verbunden mit Gesang und Musik, in denen die Heiler in einen ähnlichen Zustand verfallen. Wie beispielsweise bei den !Kung-Buschmännern aus der Kalahari.[17] Sie verbinden einen Heilungstanz mit dem Gesang der Frauen und einem rhythmischen Klatschen, um Energie durch den Körper in den Kopf des Heilers wandern zu lassen. Dort verursacht die konzentrierte Energie einen Zustand von Trance, der !kia genannt wird. In !kia kann ein Heiler dann Heilungen durchführen oder in eine andere Welt reisen.

In der indischen Tradition von Yoga steht die Atmung als Träger der persönlichen Lebenskraft. Sie verbindet die äußere mit der inneren Welt. Auch Atemtechniken gab es schon viel früher als unser heutiges im Westen bekanntes Yoga. Die Atmung ist in vielen Kulturen und Sprachen dazu direkt mit einem Energiefluss verbunden. Hier ein paar Beispiele:

PRANA	Heilige Essenz des Lebens (Indien)
HA	Geistige Kraft (Hawaii)
CHI	Universelle Energie des Lebens (China)
PNEUMA	Geist der Lebensenergie (antikes Griechenland)

Wie du siehst, gibt es viele verschiedene Zugänge, um einen ähnlichen intensiven, energiereichen Effekt wie in Electric Motion hervorzurufen. Was aber alle Zugänge gemein haben, ist eine sich bewegende Kraft, Energie und die Möglichkeit, einen erweiterten Bewusstseinszustand einzunehmen.

»You can't

FIGHT

the ocean.«

ATEMREIZ:
Ruhe am Limit bewahren

Kennst du das, eine Situation ist kurz davor, dich aus dem Leben zu reißen. Wie eine Wand, die auf dich zurast, ohne dass du einen Ausweg siehst. Alles oder nichts. Du stehst an diesem extremen Abgrund, kurz davor abzurutschen. Beispielsweise ein Brand in einem Tunnel, in den du gerade einfährst, oder ein Unfall, in den du verwickelt bist. Extremsituationen, in denen es gilt, richtig zu handeln und die Ruhe zu bewahren.

Auf solche Situationen kannst du dich vorbereiten, um individuelle Strategien zu entwickeln, die du bei Bedarf dann sofort abrufen kannst. Eine Möglichkeit ist es, sich mental langsam einer solchen Extremsituation auszusetzen, um passende Strategien zu testen. Und genau das werden wir in diesem Kapitel mit einer extremen Atemtechnik üben.

TAUCHGANG: Und jetzt stirbst du ...

Der Sauerstoffmangel in meinen Beinen entzündet ein Feuer, nicht wie ein Schwelbrand, sondern wie ein Inferno. Kick, weiter, weiter, Kick. Zwar benötige ich weniger Kraft und weiß, ich hab es fast geschafft, doch jetzt spüre ich es: Meine Grenze ist erreicht. Der Jubel um mich herum verschwindet, die Musik bleibt in der Tiefe zurück, das Discolicht wird zu einem weißen grellen Flackern.

Der Versuch, zurück in eine entspannte Haltung zu kommen, kostet mich viel Kraft. Mein Körper bebt. Kick, Pause, Kick. »Ich kann das!« Nochmals loslassen, nur die Beine arbeiten, genießen.

Der Drang, atmen zu wollen, kriecht aus meinen brennenden Beinen an mir hoch, nähert sich meinen Ohren und flüstert hinein: »Du schaffst es nicht. Du wirst sterben.« Werde ich das wirklich? Wo ist meine Euphorie geblieben?

Das Spiel mit der Grenze, meinem körperlichen Limit, ist nun präsenter als alles andere. Höre ich auf diese Stimmen, lasse ich mich in ein mentales Loch reißen, gehe unter, werde es nicht schaffen. Mein Körper verspannt sich, die Schultern ziehen sich hoch, mein Blick möchte zur Oberfläche wandern. Der dunkle Drang zu atmen wird größer mit meiner körperlichen Verspannung. Im Körper ist nur noch wenig Sauerstoff, den ich durch die Anspannung auch noch schnell verbrenne.

Jetzt schaue ich mich von außen an. Verlasse meinen angespannten kickenden Körper, spreche mir zu: »Du kannst das. Lass noch mal los. Du schaffst das! Komm schon.« Ich gebe mich der Gewissheit hin, diese extreme Situation meistern zu können, und lasse noch mal los.

Das Beben in meinem Körper nimmt zu, während der Bauch sich wiederholt anspannt. Kontraktionen nennen wir das, wenn sich das Zwerchfell wiederholt an- und entspannt. Sie sind nicht schlimm, fühlen sich aber so an. Ich heiße sie willkommen wie alte Bekannte. Sie gehören zu mir, setzen ein Zeichen, lassen mich wissen: »Du kannst das!« Kick. Lange Pause. Kick.

Falle ich? Nein, ich schwebe. Höre auf zu kicken. Spüre, wie ich Richtung Oberfläche treibe, angezogen werde. Die letzten Meter. Es glitzert. Weiß-hellblaue Spiegelungen zerstreuen die Sicht meiner sich leicht öffnenden Augen. Die Stimmen verschwinden. Ich gebe mich hin, lass mich schweben. Die Kontraktionen verschwinden. Dieses vertraute Gefühl, gleich die Kontrolle über meinen Körper zu verlieren.

Nebel breitet sich in meinem Kopf aus. So treibe ich weiter auf. Während sich ein Teil meines Verstands fragt: »Wohin treibe ich?«, halte ich mich an den letzten körperlichen Empfindungen fest, die mir zeigen, dass ich es noch schaffen kann.

Extremsituationen wie diese, in denen es keine Möglichkeit zum Durchatmen gibt, können uns den Boden unter den Füßen wegziehen. Bei mir war es eine Situation unter Wasser, genauso könnte es aber auch ein Autounfall oder eine persönlich peinliche Situation sein, die mich in eine solche Extremsituation versetzt. Das Gute dabei ist: Du kannst dich auf solche oder ähnliche Situationen deines Alltags vorbereiten, sie antesten, um passende Strategien für dich zu entwickeln.

Damit du direkt loslegen kannst, gebe ich dir eine Atemtechnik an die Hand, die etwas Übung benötigt, vielleicht sogar ein paar Trainingseinheiten gepaart mit einer genauen körperlichen Wahrnehmung voraussetzt.

WELCHER IMPULS KOMMT AUS MEINEM KÖRPER UND WELCHER AUS MEINEM KOPF?

Diese Frage wirst du dir bei dieser Übung öfters stellen dürfen, um deine eigene Grenze zu verschieben, dich daran zu gewöhnen. Mach dir also noch mal bewusst, wie du in den Kapiteln »Stillstand« (→ Seite 119 ff.) und »Freefall« (→ Seite 129 ff.) mit dem aufkommenden Druck umgegangen bist und welche Signale dir dein Körper dabei gesendet hat.

Die folgende Übung ist in mehrere Schwierigkeitsgrade aufgeteilt. Probiere nacheinander jede Variante für dich aus, bis du diejenige findest, die deinem momentanen Level entspricht. Wir werden gleich mehrfach intensiv, aber kurz die Luft anhalten. Erinnere dich daher auch daran, welche positiven Effekte Atempausen und eine reduzierte Atemfrequenz haben.

Dann lass uns wieder die Luft anhalten. Bereite dich bitte mit ein paar Stretchings und vollen tiefen Atemzügen vor, bevor du aktiv mit dieser Übung startest.

Hilfreiche Strategien für Extremsituationen – Empty Lung Breathhold

Setz dich gemütlich hin, achte darauf, dass du genug Raum zum Atmen hast und dich in einer ruhigen Umgebung befindest. Da du bei dieser Übung schnell an eine Grenze stößt, versuche deine ganze Wahrnehmung auf deine körperlichen Signale zu legen. So nimmst du jeden aufkommenden Impuls direkt wahr und kannst Strategien entwickeln, mit ihm umzugehen. Lass uns starten.

Übungsablauf

Atme nun tief ein, fülle dich so weit du möchtest mit Luft und atme anschließend ganz aus. Lass über die Ausatmung dein Kinn auf die Brust sinken, es ganz locker hängen lassen. Schließe dazu gern die Augen. Versuche, dabei weiterhin aufrecht zu sitzen und so gut es geht deinen Körper zu entspannen. Halte anschließend so lange wie möglich die Luft an. Diesen Ablauf wiederholen wir 3- bis 5-mal und kehren anschließend zurück zu einer ruhigen natürlichen Atmung.

Variante 1 (EINSTEIGER)

Sollte eine volle tiefe Ausatmung zu viel für dich sein, atme nur so weit aus, bis sich dein Bauch leicht nach innen wölbt. Entspanne dich anschließend und halte hier die Luft an.

Variante 2 (FORTGESCHRITTEN)

Drücke mit deiner Bauchmuskulatur noch mehr Luft aus deiner Lunge heraus, sodass du das Gefühl hast, deine Lunge sei leer. Als würdest du mit deinen Bauchmuskeln eine Zitrone bis auf den letzten Tropfen auspressen.

Während du die Luft anhältst, spürst du sehr schnell, wie sich der Kohlendioxidgehalt in deinem Blut erhöht. Der Atemreiz meldet sich früher und die Impulse aus deinem Körper mögen sich stärker anfühlen. Schließlich befindest du dich in einer Atemleere.

Das Grenzspiel bei dem Empty Lung Breathhold ist eine körperliche sowie mentale Zerreißprobe. Ist deine Wahrnehmung geschärft, Kopf und Körper in einem Gleichgewicht, wirst du dich trotz der entstehenden Impulse immer wieder in dieses Gleichgewicht zurückholen können. Dafür entspannst du mit jedem aufkommenden Impuls erneut den Körper oder schüttelst den Impuls subtil ab. Als würde er von dir abperlen.

Im Vergleich zu den Luftanhalte-Phasen nach einer Einatmung gibt es bei einer leeren Lunge nur wenig Zeit, bis die »Struggle«-Phase beginnt. Der Zeitraum, in dem du aktiv etwas machen musst, um entspannt zu bleiben.

Um in dieser »Struggle«-Phase zu bestehen, sie anzunehmen und auszugleichen, gebe ich dir nun eine mentale Technik an die Hand, die es dir erleichtern kann, in dieser willentlich herbeigeführten Extremsituation länger die Ruhe zu bewahren.

Perspektivenwechsel kreieren – die zweite Person

Basierend auf dem Wissen und Erfahrungsschatz deiner wirklichen körperlichen Grenze unterstützt dich die zweite Person dabei, deine physiologischen Impulse ins richtige Licht zu rücken. Dir sozusagen zu zeigen, ob dein Körper in dieser extremen Situation sich wirklich auf der Kippe befindet. Nutze diese Technik, wenn du merkst, es wird körperlich eng oder du driftest mental in negative Gedanken ab. Probier die zweite Person gleich in einer Runde des Empty Lung Breathhold aus. Hier der Aufbau der mentalen Technik:

Kommst du an den Punkt, an dem sich dein Körper verspannt und du meinst, atmen zu müssen, dann stell dir vor, du verlässt deinen Körper. Als wäre dein Körper ein Gefährt, aus dem du aktiv aussteigst.

Nun stellst du dich neben dich und schaust dich von außen an, von oben bis unten. Sondierst alle körperlichen Impulse, Verspannungen oder Empfindungen, setzt sie in eine Relation mit der momentanen Situation, ordnest sie ein, schaust dir lächelnd in die Augen und sprichst dir gut zu. Erklärst dir, dass deine körperlichen Reaktionen völlig okay sind, diese Empfindungen dazugehören und es in Ordnung ist, noch mal loszulassen. Du wirst länger in einer solchen extremen Situation die Ruhe bewahren können, wenn du ihr positiv und konstruktiv begegnest.

Die zweite Person ist deshalb so effizient, weil sie dich von der emotionalen Ebene direkt auf eine sachliche, logische Ebene bringt. Hier gibst du dich nicht der Emotion hin, sondern ermöglichst dir einen Perspektivenwechsel, indem du dich anders betrachtest. Achte darauf, dass du gut zu dir und dein eigener bester Kumpel bist. Wenn es dir schwerfällt, dich selbst von außen zu betrachten, stell dir hier auch gern eine Person vor, die dich positiv widerspiegeln kann. Zum Beispiel eine Freundin oder dein Kumpel aus dem Training.

Die zweite Person ist wohl meine Lieblingstechnik, da sie mich schnell zum Schmunzeln und sofort in einen positiven mentalen Zustand bringt. Du findest sie auch aus meiner persönlichen Sicht in der vorherigen Beschreibung der letzten Meter des Tauchgangs wieder, als ich den Fokus auf meine letzten körperlichen Empfindungen lenkte, um zu realisieren, dass ich es noch schaffen kann. Hör dir auch gern die Erklärung der zweiten Person in Folge #91 des »Atempause«-Podcasts an.

#91 – Mentaler Reset mit der mentalen Technik »Die zweite Person«

STILLES LICHT:
Auffangen und Abfangen

Manchmal kann der Blick nach innen auch zu viel sein. Grübeln wir ständig über Themen nach, meinen, alles nur mit uns selbst ausmachen zu müssen, kann es ermüden oder bis in einen Zustand von Lethargie kippen. Es ist okay, sich in solchen Momenten Unterstützung zu holen, sich mit unseren Themen nach außen zu wenden.

In andere Menschen zu vertrauen kann dabei der Schlüssel sein, sich selbst zu öffnen, zu erfahren, was es bedeutet, aufgefangen zu werden. Vielleicht fällt es dir schwer, anderen zu vertrauen, sei dir aber bewusst, dass dieser sich öffnende Schritt nach außen auch ein Schritt sein kann, dir selbst mehr Vertrauen entgegenzubringen.

Lass uns diese gefühlte Verletzlichkeit, sich Hilfe zu holen, zu einer Stärke machen, sie in Vertrauen umwandeln. Vertrauen, dass du so, wie du bist, genau richtig bist und deine Emotionen Raum haben dürfen.

TAUCHGANG: Rückkehr nach oben

Nichts passiert. Doch treibe ich. Mit offenen Augen sehe ich es, ich treibe weiter zur Oberfläche. Das Seil vor mir zeigt mir den Weg. Kein Gefühl für Zeit. Keine Zeit. Ein Licht, so hell. Grell. Wellen, auf denen Sonnenstrahlen tanzen. Die Oberfläche. Atmen. Ich will atmen, muss atmen. Stille.

»Ich kann das. Ja, ich habe es gleich geschafft. Du hast es geschafft.«

Da ist mein Buddy, meine Sicherheitstaucherin. Obwohl sie mich schon seit einer Tiefe von 25 Metern begleitet, nehme ich sie erst jetzt wahr. Sie würde mich retten, wenn nötig, greift aber nicht ein. Ich grinse. Vertraue. Spüre, wie mein Körper weicher wird. Ihr vertraue ich mein Leben an.

Weiter schwebe, treibe ich nach oben, nun mit der Gewissheit »Ich schaffe es«. Wärme breitet sich in meinem Kopf aus. Gelb, orange. So durchstoße ich mit gestreckter Hand die Wasseroberfläche. Lege einen Arm auf die Boje, schließe die Augen, atme zugleich nur leicht ein wenig aus. Widerstehe dem Drang, voll auszuatmen. Atme dann so tief es geht ein, presse frische Luft in mich hinein. Spüre ein Kribbeln im ganzen Körper, als liefen Ameisen über meine Haut. Nur dumpf nehme ich meine Umgebung wahr. Wiederhole diese Atmung 3-mal. Öffne die Augen. Sehe meinem Buddy in die Augen. Sehe ihr Lächeln, ihr Strahlen. Ich habe es geschafft, bin zurück. Meine Gedanken werden wieder klar. »I'm okay«, gefolgt von dem entsprechenden Handzeichen. Mir geht es gut.

Die Emotionen kochen in mir hoch. Ich gebe ihnen Raum. Strahle nun selbst, lasse einen Freudenschrei entweichen. »Jihaaaaa«, meldet sich Indi, während er seine Peitsche mehrfach auf den Boden knallt. Bin platt, aber glücklich. Nehme dieses Gefühl in mich auf, genieße den Moment. Lass es sacken. Lass es fallen, tief in mich hinein. Der Tauchgang hat etwas mit mir gemacht, verändert, zusammengeführt, ganz gemacht.

Es ist vorbei oder ist es erst der Anfang? Eine Erfahrung endet, während eine neue beginnt. Der Prozess geht weiter, die Integration braucht Zeit. Es poppen Fragen in mir auf, die mich das Erlebte reflektieren lassen. Sie fließen aus mir heraus, lassen mich in diesem neuen Moment verweilen. Als stünde die Zeit still. Dabei verändern sich meine Blickwinkel und geben neuen Gedanken in mir Raum.

Was habe ich heute erlebt? Was habe ich heute gemeistert? Was nehme ich mit, gebe ich ab, und woran möchte ich arbeiten? Was noch mal erleben?

ALS ICH IN DIE DUNKELHEIT SCHAUTE, FAND ICH EIN LICHT, DAS MICH JETZT UMHÜLLT. DIESER KOKON IST EIN SCHUTZ, LÄSST RAUM ZUM ATMEN, IST WEICH, WEISS UND WOHLIG WARM.

So treibe ich lächelnd auf dem Wasser, als wäre es nie anders gewesen. Als wäre ich nur von einer langen Reise zurückgekehrt. Zurückgekehrt nach Hause. Zurückgekehrt zu mir. Alles greift ineinander. Alles ist, wie es ist. Ein Zustand des Gleichgewichts. Meines Gleichgewichts.

Sicher zurück an der Oberfläche, ohne Blackout oder einem Samba (Loss of Motor Conrol). Samba steht für einen muskulären Kontrollverlust, der bei einer Sauerstoffunterversorgung von Gehirn und der beanspruchten Muskulatur entstehen kann, was bis zu einer Hypoxämie führen kann. Vereinfacht gesagt, eine nahende bis eintretende Ohnmacht. Sollte es dazu kommen, passt mein Buddy auf mich auf und holt mich wieder sicher zurück.

Um das jedoch zu vermeiden, gibt es eine aus der Luftfahrt bekannte Atemtechnik, den Recovery Breath. Oft auch Pressatmung, Strain Breath oder Anti-g-Straining genannt. Diese Atemtechnik wurde für das Apnoetauchen sowie weitere Sportarten angepasst, um den Blutdruck zu erhöhen und einer möglichen Ohnmacht, durch lange Phasen des Luftanhaltens, entgegenzuwirken.

Der Recovery Breath verhindert einen weiteren Abfall der Sauerstoffsättigung im Blut, wenn wie hier ein Taucher mit einer bereits reduzierten Sättigung auftaucht. Aus der Tiefe kommend, ist sein Körper trotz aktiver Bewegung zur Oberfläche in einem Energiesparmodus. Sein Blutdruck ist niedrig und der Körper versucht mit den letzten vorhandenen Sauerstoffreserven optimal hauszuhalten. Auch in unserem größten Reservetank, der Lunge, sind noch ein paar Prozent Sauerstoff vorhanden, jedoch nicht mehr genug, um alle Gewebe ausreichend zu versorgen. Dank des Tauchreflexes bekommen nur die absolut nötigen Bereiche ihre Sauerstoff-Energie-Spritze.

Kommt der Taucher nun zurück zur Oberfläche, verleitet der Atemreflex ihn dazu, die ganze kohlendioxidreiche Luft aus der Lunge auszuatmen. Und genau das würde zu einer kurzzeitigen starken Reduzierung der arteriellen Sauerstoffsättigung führen. Innerhalb von 10 bis 20 Sekunden wandert dieses Defizit dann ins Gehirn. Dies verursacht einen Blackout und der Taucher fällt in Ohnmacht. Passiert das im oder unter Wasser, verschließen sich nach einer kurzen Entspannung, während die Luft entweicht, die Atemwege, damit kein Wasser in die Lunge gelangt. Ein Schutzmechanismus, schließlich weiß unser Körper, dass wir uns im Wasser befinden.

Um einem Blackout oder Samba vorzubeugen und das Vertrauen in die Fähigkeit, in einer solchen Situation ruhig zu bleiben, zu stärken, gilt es, diesen Recovery Breath so zu trainieren, dass du ihn auch in einem unbewussten Zustand, wie einem Samba, automatisch abrufen kannst.

Vertrauen gewinnen – Recovery Breath

Nicht nur in einer Notsituation beim Apnoetauchen, Surfen, Kajakfahren oder bei Piloten, sondern auch in Alltagssituationen, in denen du dazu neigst, in eine Lethargie zu kippen, kannst du durch diese Technik einen kurzen Impuls setzen, um dein Nervensystem zu aktivieren und präsenter oder wacher zu sein. Der Recovery Breath fängt dich dabei rechtzeitig ab und unterstützt dich dabei, ein Gefühl von Vertrauen zu etablieren: »Ich kann das!« Lass uns den Recovery Breath einmal durchspielen und schauen, wie du dich damit fühlst.

Übungsablauf

1. Setz dich aufrecht hin.
2. Atme voll und tief ein und halte für einen Moment die Luft an. Nun spürst du wahrscheinlich einen leichten Druck auf der Brust, das ist okay. Den sollst du über die Übung aufrechterhalten.
3. Atme jetzt nur ein »Spuckerle«, einen Hauch, aus.
4. Anschließend presst du über die Einatmung so viel Luft in dich hinein wie möglich. (Es darf ein starkes Druckgefühl entstehen.)
5. Danach hältst du erneut die Luft an für 1 bis 3 Sekunden.

Wiederhole diesen Ablauf für drei Runden. Erst dein vermeintlich viertes »Spuckerle« ist dann eine volle Ausatmung, gefolgt von einer tiefen Einatmung, und beendet den Recovery Breath.

Diese Übung kannst du trocken üben und dabei übertreiben, als wärst du ein Schauspieler. Die meisten Menschen sind hierbei viel zu schüchtern und atmen mehr aus als ein, sodass sie den Recovery Breath nur ungenügend ausführen. Solltest du bei einem Ernstfall darauf zurückgreifen wollen, sollte der Recovery Breath bereits automatisiert abgerufen werden können.

Schau dir hier gern erneut das Gefühl an, nachdem du den Recovery Breath gemacht hast. Du solltest eine schnelle Aktivierung deines Nervensystems spüren, das dich einerseits im Alltag aus deinem Grübeln zurück in den Moment bringt und im Wasser sogar dein Leben retten kann. Nutze dieses Gefühl für dich, um dich selbst zu öffnen und aufzufangen.

Danke, dass du es gewagt hast, etwas Neues mit mir zu entdecken, abzutauchen, die Luft anzuhalten, neue Gefühle kennenzulernen und sicher wieder aufzutauchen. Nun geht es zurück zum Strand, ein neues Kapitel beginnt.

AUS ATMEN

Der ganze Tauchgang mit all meinen Erlebnissen und Erfahrungen wühlt etwas in mir auf. Soll ich sie überhaupt loslassen oder liegt mir mehr daran, mich mit ihnen auseinanderzusetzen?

Sei dir bewusst, was für ein kraftvolles Werkzeug die Atmung ist, auf das du aktiv zurückgreifen kannst. Jeden Schritt, den du damit gehst, dich mit deiner Atmung tiefer zu verbinden, wird dir aufzeigen, wie heilend es sein kann, mehr bei dir anzukommen.

Erschaffe dir Raum! Atme aus und packe alles hinein, was hineingehört. Dafür brauchst du dir davor keine Gedanken zu machen, alles, was rausmuss, wird sich sowieso zeigen. Freue dich darauf. Danach kommt die Leichtigkeit. Es ist, als würdest du Steine auf deinen Schultern tragen, die du mit jeder Ausatmung abwerfen kannst. Denn nur über eine tiefe volle Ausatmung schaffst du Raum und kannst danach tief und voll einatmen. Neues aufnehmen.

»Der Tod ist nicht
das Gegenteil vom

LEBEN,

sondern ein
Teil davon.«

– HARUKI MURAKAMI –

RESET:
Im neuen Ich ankommen

Wir ziehen das Seil hoch, packen die Boje zusammen. Als Letztes wuchte ich das Grundgewicht in die Boje. Diese 15 Kilo halten das Seil für den ganzen Tauchgang auf Spannung, geben die Richtung vor. Ein Weg, der klar und geradlinig in die Tiefe führt.

Auf diesem Weg, an diesem Seil, passiert vieles. Die ganzen Empfindungen, Gedanken, Impulse, der Druckausgleich, die Bilder, die Grenzen. Genau dafür benötigt es einen Rahmen, eine Sicherheit, einen Anker für den Fall der Fälle. Das Seil gibt die Möglichkeit, wirklich loslassen zu können. Es ist ein gerader Weg zu mir, zu meinem momentanen Zustand, meinen Grenzen und Erwartungen, in einem Umfeld, das keine Fehler verzeiht.

Runter und rauf, das ist es. Rein in mein Unterbewusstsein und zurück in die Realität. Aber kann ich das überhaupt so sagen, Realität? Was ist denn hier real? Oder was gehört zur Realität dazu? Gehört ein Urlaub nicht auch zum Alltag? Für mich gehört all das zusammen. Soll eine Einheit ergeben, statt geteilt zu werden. Beeinflusst sich doch alles gegenseitig.

Meine Erfahrung unter Wasser hat eine direkte Auswirkung auf mein Leben, genauso wie eine Atemsession dazu führen kann, einen neuen Weg zu beschreiten, mehr bei sich zu sein, besser zu schlafen oder sich einfach besser zu fühlen. Diese Gedanken werfe ich in meinem Kopf hin und her, während ich auf der Boje liegend Richtung Land paddle.

»Möchte ich so weitermachen wie bisher?« Bei der Frage schüttle ich instinktiv etwas ab. Als klebte ein alter Lappen an mir. Diese Frage bewirkt etwas. Gibt mir die klare Antwort: »Nein!«

Auch wenn alles zu passen scheint, realisiere ich nach jedem Tauchgang, was ich als Nächstes angehen, abschließen, bearbeiten, loslassen darf. Es mag sich paradox anhören, beschäftige ich mich doch seit vielen Jahren damit, ist aber das ICH in mir stets ein sich wandelndes ICH. Verändert sich etwas in meinem Leben, stelle ich mich neu darauf ein, genauso ändert sich mein Blick nach jedem Tauchgang auf mich.

Mit dieser Einsicht erreiche ich den Strand. Gebe die Boje meinem Buddy, ziehe die Flossen aus und stelle die Füße auf den sandigen Boden. Sinke leicht ein, stehe nun stabil, fest. Komme an, bin zurück an Land. Komme an, in einem neuen ICH. Nehme ich mich doch nun anders wahr. Habe eine neue Grenze gemeistert, mich meinen Ängsten gestellt, sie umgewandelt. Jetzt bin ich bereit für neue Herausforderungen, auch außerhalb des Wassers.

Mit Mitte 30 fing ich an, als Speaker und Coach größere Unternehmen in Transformationsprozessen zu begleiten. Dabei gebe ich ihnen neue Impulse, wie die Atmung, kombiniert mit mentalen Techniken, unterstützend in ihren Businessalltag integriert werden kann. Hier greife ich auch auf meine Erfahrungen aus dem Apnoetauchen zurück und profitiere davon, ganz in dieser neuen Rolle aufzugehen.

MEINE STORY: Veränderungen annehmen

Ein letzter Technikcheck, bevor 60 Führungskräfte aus der ganzen Welt vor mir sitzen. Schließlich soll alles funktionieren. Macht es aber nicht. Der Teufel ist ein Eichhörnchen, und heute versteckt er sich in der Technik. Ein Plan B muss her. Aber mit Mitte 30 bringt mich mental nur noch selten etwas zum Schwitzen. Auf solche Situationen bin ich natürlich vorbereitet. Kein Thema.

Während die ersten Teilnehmer eintrudeln, kommt die Ansprechpartnerin auf mich zu, sie ist etwas nervös, möchte den Tagesablauf erneut mit mir durchgehen und erwähnt nebenbei, ob ich den Workshop auch auf Englisch halten könne, da ein Teil des amerikanischen Vorstands spontan mitmacht.

Den Workshop hatte ich auf Deutsch geplant, spüre, wie es mir wärmer wird, ich lächle. Da ist es, das Zeichen, alles abrufen zu können. »Das kriegst du hin. Unter Druck entstehen Diamanten. Rock das Ding!«, so sehe ich Indi strahlend auf meiner Schulter sitzen, die Peitsche schwingend freut er sich auf ein neues Abenteuer, kaltes Wasser, eine neue Erfahrung. Statt Stress sehe ich eine neue Herausforderung.

Der Ansprechpartnerin schlage ich vor, den Workshop bilingual zuhalten, falls es Personen gibt, die sich mit englischen Begriffen schwertun. Sie entspannt sich sofort, nickt mir zu, während ich innerlich vor Aufregung brenne.

Die Plätze sind besetzt, die Vizepräsidentin, eine adrette charismatische Frau, eröffnet mit aufmunternden Worten den Workshop. Es wird ruhig im Raum. Sie übergibt an mich. »All eyes on you.« Ich spüre die Wärme in mir, mein Puls beschleunigt sich. Bin ganz bei mir, spüre mich. Schaue in die Runde, in erwartungsvolle Gesichter. Schweige. Genieße diesen Moment, diese Ruhe. Es geht los.

Während des Workshops folge ich meinen Impulsen, spüre den Raum, ändere spontan meine geplanten Inhalte. Bin von mir selbst begeistert, kann es kaum fassen, mit welcher Selbstsicherheit und Ruhe ich diesen Workshop leite. Sehe mich nicht als Leiter, sondern als Begleiter der Teilnehmenden, die ich mit jeder Minute des Workshops mehr an die eigene körperliche wie mentale Grenze führe.

Über Wasser fühle ich mich, als wäre ich in einen anderen Körper geschlüpft, wie neu geboren. Doch ist es der gleiche Körper, nur erschließe ich neue Räume in mir. Manche waren schon immer da, anderen gebe ich Zeit, sich zu verändern.

Innere Ruhe etablieren – Humming, die Bienenatmung

Es gibt eine Atemtechnik, die mich besonders dabei unterstützt, eine innere Ruhe zu etablieren, und gleichzeitig meine Konzentration schärft. Die Bienenatmung oder auch Humming genannt. Sie ist zudem immer einsetzbar, sieht zwar merkwürdig aus, aktiviert aber über mehrere Kanäle direkt deinen Parasympathikus.

Übungsablauf

Die Atemtechnik sollte in einer sitzenden Position ausgeführt werden. Such dir dafür eine Umgebung, in der du dich wohlfühlst und deine Ruhe hast. Später kannst du die Übung auch im Büro oder auf einer Parkbank machen. Mach es dir nun gemütlich, um länger in der Position verweilen zu können. Probiere erst jeden Teil einzeln für sich aus und kombiniere anschließend beide miteinander.

Teil 1

Schließe deine Augen. Atme tief durch die Nase ein. So tief und voll, wie es dir beliebt. Halte danach für einen Moment die Luft an und atme langsam mit einem brummenden Ton über die Nase aus. Atme dabei länger aus, als du eingeatmet hast, und so weit aus, wie du möchtest. Versuche dabei, entspannt zu bleiben, bis du voll ausgeatmet hast.

Stell dir während des Brummens bildlich vor, du wärst eine Biene, Wespe, Hornisse, Hummel oder auch ein Bär, ganz gleich, die Hauptsache ist, es kann brummen. Tauche über die Ausatmung ganz in dieses Tier ab und gib das Brummen von dir, was gerade aus dir herausmöchte. Du wirst einen Ton finden, der genau passt. Behalte diesen bei.

Teil 2

Mach einen Fingertest, damit sich während der Übung die Hände an der richtigen Position befinden. Verschließe mit deinen Daumen die Ohren. Lege dafür jeweils den rechten Daumen auf deinen rechten und den linken Daumen auf deinen linken Gehörgang. Schließe deine Augen und lege die verbliebenen Finger zur gleichen Zeit auf deine verschlossenen Augen. Hebe nun, wenn möglich, deine Ellenbogen so an, dass ein 90-Grad-Winkel zwischen Oberkörper und Unterarmen entsteht. Deine Finger bleiben auf Position, die Augen geschlossen. Sollte es für dich zu anstrengend sein, deine Ellenbogen auf dieser Höhe zu halten, kannst du sie für die ganze Übung auch am Körper lassen oder nur leicht anheben.

Humming, die Bienenatmung

Kombiniere nun beide Teile, Spiele über die Ausatmung mit deinem Ton. Stell dir vor, der Ton wandert an einen Punkt zwischen deinen Augenbrauen, lass deinen Kiefer fallen oder gibt dem Ton Raum, sich in deinem ganzen Kopf auszubreiten. Probiere aus, was dir am besten gefällt, und wiederhole diesen Zyklus für mindestens fünf bis acht Runden. Du kannst natürlich auch mehr Runden machen, ganz so, wie es sich für dich richtig anfühlt.

Das Verschließen der Augen in Kombination mit den Ohren, dem Brummen und der verlangsamten Atmung aktiviert auf mehreren Ebenen dein parasympathisches Nervensystem. Du schaltest ab, kommst in eine innere Ruhe.

Dieser Effekt ist deshalb so eindrücklich, weil er in wenigen Sekunden eintritt und sich über die wiederholenden Atemzyklen verstärkt. Humming ist die wohl effektivste Atemtechnik, um dich direkt innerlich zu beruhigen, mental zu dir und in den Moment zu bringen.

MIT **HUMMING** HAST DU EINE WEITERE KRAFTVOLLE ATEMTECHNIK, DIE DICH DABEI UNTERSTÜTZEN KANN, KLARE GRENZEN VOM AUSSEN ZUM INNEN ZU ZIEHEN. ALSO DIE WELT UM DICH HERUM FÜR EINEN MOMENT AUSZUSPERREN, UM ZUR RUHE ZU KOMMEN UND DIR EINE AKTIVE REGENERATIVE PAUSE ZU SCHENKEN.

REFLEXION:

Lachen, weinen, schreien

Zurück an Land dreht sich die Welt weiter. Wen interessiert es schon, was ich unter Wasser erlebte, wie ich meine Grenzen meisterte. Noch umgeben von Menschen, die wie ich ticken, an sich arbeiten, sich weiterentwickeln wollen, die merken, wie gut es tut, alte Themen aufzulösen, bereite ich mich auf die »normale« Welt vor. 9-to-5, Kredite, Pension, Stammtisch, Fußball.

Am liebsten würde ich laut »STOPP!« rufen, damit man mir zuhört, die Alltagsbrille auszieht und aus dem Hamsterrad der Fremdbestimmung aussteigt. Ich möchte, dass andere Menschen das erleben, was ich erlebe, ihnen zeigen, welche Möglichkeiten sie hätten, wenn sie nur mehr in sich hineinhorchen würden. Wenn sie sich besser wahrnehmen könnten. Aber das – für mich grau in graue – Leben geht für die meisten Menschen um mich herum weiter. Sie kennen es nicht anders. Was weiß schon der Frosch im Brunnen vom großen Ozean?

Ich könnte weinen, wenn die nächste Person ihren Ballast bei mir abladen möchte, sich über den eigenen Job, den hohen Kredit oder die Tragik eines regnerischen Tages beschwert. »Luxusprobleme«, sagt nun einer meiner Buddies zu mir, als diese Themen aufkommen. Doch sehe auch ich immer nur einen Teil, eine Momentaufnahme des Lebens der anderen. Bin überwältigt von dem, was ich entdecken darf, auf meiner Reise in meiner Welt.

Auch dieses Gefühl, diese Themen der anderen abblocken zu wollen, ist ein Widerstand in mir, den ich annehmen darf. Andere Menschen nicht so zu sehen, ihnen meine Erfahrungen darbieten zu wollen. Flüchte ich davor? Tatsächlich. Noch immer ist das eine Angst in mir. Beeinflusst zu werden von anderen Menschen, die ein so anderes Leben führen als ich, nur vorgeben glücklich zu sein oder es auch tatsächlich sind. Woher soll ich das überhaupt wissen? Befinde ich mich doch in meiner ganz eigenen Welt. Mit den Menschen, die ich um mich haben möchte. Setze Grenzen, um überhaupt den Raum zu haben, ich sein zu können. Wieso aber miete ich mich dann, wie in der mentalen Technik »Mein Hotel«, überhaupt in eines ihrer Zimmer ein, werde zum Gast in einer Umgebung, in der ich mich nicht wohlfühle?

Mein Ziel ist es, meine eigene Welt zu kreieren. Erst in und mit mir, dann in meinem Hotel. Von innen nach außen. Mehr bei mir sein. Ich schmunzle nach dieser Erkenntnis. Mein eigener Akku. Daran darf ich arbeiten, ihn im grünen Bereich zu halten. Nur so kann ich auch andere Menschen auf ihrem Weg unterstützen.

Es gibt noch etwas zu tun, das wird wohl nie aufhören. Daher entscheide ich mich dazu, mein Leben ab jetzt als einen großen Spielplatz zu sehen. Ein paar Dinge kenne ich bereits, habe ich ausprobiert. Aber kaum schaue ich hinter die Rutsche auf diesem sandigen Spielplatz meines Lebens, offenbart sich etwas Neues. Eine neue Herausforderung, ein neues Abenteuer. Indi pusht mich wieder, lässt nicht locker. Ich gebe nach. Barfuß graben sich meine Zehen in den Sand des Spielplatzes. Ich stoße mich ab, springe voran. Es fällt mir immer leichter, mich auf diesen Impuls einzulassen. »Dann lass uns spielen«, sage ich mir und begehe gespannt das nächste Abenteuer, mit dem Wissen, es wird nicht leicht werden, vielleicht sogar eine meiner größten Proben.

MEINE STORY: Verantwortung übernehmen

Die Stoppuhr zählt unaufhörlich herunter. Noch 30 Sekunden. 30 Sekunden, nach denen mein Leben komplett auf dem Kopf stehen könnte. Zwar lächle ich, meine Mundwinkel nicht fallen zu lassen, kostet mich jedoch volle Konzentration. Flach atme ich viel zu schnell ein und aus. Wieso kann ich denn nicht ruhig bleiben? Anstatt mich, wie gelernt, zusammenzureißen, spreche ich aus, wie ich mich gerade fühle: »Ich bin nervös. Mein Herz rast.« Ines ist bei mir. Sie nimmt meine schwitzige Hand. Da wusste ich, es wird schon gut gehen. Es kann nur gut werden.

Die Zeit ist um. »Bist du bereit?«, fragt sie mich. Ich stehe auf, schließe meine Augen, atme so tiefe ich kann ein und antworte mit einem viel zu leisen »Ja«. Ines dreht beide Tests um. Wir sind schwanger. Kein Zweifel. Ich werde Vater. Werde für viele Jahre Verantwortung übernehmen müssen. Übernehmen dürfen.

Zurück aus meinem Inneren, sehe ich Ines strahlen, nehme sie bei den Händen und wir tanzen unseren Freudentanz. Wir werden Eltern. Ich werde Vater. Puh, na dann wird die nächsten Monate noch mal schön aufgeräumt. Das war mir sofort klar. Denn jetzt möchte ich erst recht meine Altlasten loswerden. All diese Päckchen, ob ich sie sehe oder nicht, werde ich nicht weitergeben. »Abenteuer!«, ruft Indi.

Sich ganzheitlich betrachten – holotropes Atmen

Das holotrope Atmen ist für mich ein großer Spielplatz, an dem ich meine Alltagsrollen abstreife, bevor ich wieder alles aus mir herausfließen lasse. Frei von Hemmungen, Erwartungen oder gesellschaftlichen Normen darf ich wieder Kind sein. Schreien, wenn es sich danach anfühlt, weinen, lachen, kämpfen, auf den Boden schlagen, singen, johlen, tanzen ... ganz gleich, was kommt, in diesem Raum darf es sein. Darf alles sein.

Wann und wo konntest du das letzte Mal all deinen Empfindungen Raum geben? Alles rauslassen, ohne dich mit dem Gedanken auseinanderzusetzen »Was können die anderen denken?« oder »Das darf ich nicht. So darf ich nicht sein« bis hin zu »Nur Psychopathen machen so was. Das möchte ich nicht sein«.

All das steckt in dir, in uns. Das holotrope Atmen gibt einen Raum, damit du dich selbst im Ganzen entdecken kannst, der deinem ganzen Dasein Platz verschafft, gesehen zu werden. Dabei setzt du dich aktiv mit deinen Ängsten auseinander und gibst auch ihnen Raum.

Holotropes Atmen war mir bereits ein Begriff, was alles dabei passieren, hochkommen kann, sollte ich erst noch erfahren. Nach einer gründlichen Recherche fand ich meinen heutigen Lehrer, eine Koryphäe des holotropen Atmens. Ich wusste, dass sich bei dieser Atemtechnik tief liegende Traumata, emotionale Blockaden, verschüttete Erinnerungen oder alte familiäre Erfahrungen zeigen können.

Holotropes Atmen: Bei dieser Technik wird intensiv und rhythmisch geatmet, wodurch ein niedriges Kohlendioxidlevel im Körper erreicht wird, das zu veränderten Bewusstseinszuständen führen kann. Es wird angenommen, dass diese veränderten Zustände es den Teilnehmenden ermöglichen, auf tiefere Ebenen ihres Geistes zuzugreifen, traumatische Erfahrungen zu verarbeiten oder spirituelle Erlebnisse zu haben.

Das Unterbewusstsein in Bildern erleben

Angekommen in dem mehrtägigen Seminar wusste ich nicht, ob das wirklich etwas für mich ist. Wirkten das Seminarhaus, die Teilnehmenden und der Aufbau doch etwas altmodisch, überholt auf mich. Die Leitung bestand ausschließlich aus Psychotherapeuten. Jeder für sich ein spezieller Charakter.

Wir trafen uns in einem großen Raum, der sich schnell füllte. Ich war aufgeregt. Gedanken wie »Bist du dafür überhaupt bereit?«, »Was ist, wenn du mit der Erfahrung nicht klarkommst?« oder »Wie gehst du mit Dingen um, die du gar nicht sehen möchtest?« kamen in mir hoch.

Vor dem Seminar beendete ich noch ein Buch von dem Erfinder des holotropen Atmens, Stanislav Grof. Die darin enthaltenen Erfahrungsberichte hatte ich, auch hinsichtlich möglicher körperlicher Ausraster, bildlich vor Augen. Mit meinem Background als Rugby- und Handballspieler, 1,92 Meter und über 100 Kilo, war meine größte Furcht, meine Hemmung, jemanden während einer traumatischen Erfahrung zu verletzen.

Am ersten Abend lernten wir uns alle etwas kennen, das Seminar war ausgebucht und viele Teilnehmenden bereits voll in ihrem eigenen Prozess. Dementsprechend schwang eine etwas nervöse, bei der einen oder anderen Person auch ängstliche Stimmung mit. Nachdem in der letzten Fragerunde viele Themen beantwortet wurden, hob auch ich meine Hand und erläuterte, was mich hemmte. Anscheinend hatten sich weitere Teilnehmende neben mir die gleiche Frage gestellt. Schließlich wurde kurz davor erklärt, welche Situationen es in diesem Seminar bereits gab. Mein Lehrer, ein weißhaariger Mann in seinen 70ern, schaute mich ruhig an und sagte leicht lachend zu mir: »Wir sind immun gegen Skandale.« Okay, dachte ich mir, dann wäre das geklärt. Falls ich mich nicht mehr im Griff habe, wissen die also, was zu tun ist.

Bevor wir den Tag beendeten, fanden wir uns intuitiv in Zweierteams zusammen. Im holotropen Atmen bekommt jeder Erfahrende, so wird der Atmende genannt, eine Sitterin. Also eine Person, die als Unterstützung auf den Erfahrenden achtgibt, ein Taschentuch reicht, eine Decke holt oder wenn nötig einen der Therapeuten für eine manuelle Intervention ruft.

Nach einer kurzen, unruhigen Nacht und einer für mich langen eigenen Atemsession zu Sonnenaufgang trafen wir uns alle am Morgen zu einer Meditation. Nach dem Frühstück klärten wir den weiteren Ablauf. Ich einigte mich mit meinem Partner, einer Person, die schon mehrere Seminare unter der selben Leitung hinter sich hatte, dass ich erst mal als Sitter starten würde. Ein guter Einstieg, denn mein Partner schlief zu Beginn der Session direkt ein. Wie er das machte, ist mir bis heute ein Rätsel, denn um uns herum ging es ab, Halleluja. Hätte ich nicht schon selbst viele ähnliche Erfahrungen hinter mir gehabt, hätte es mich wohl emotional komplett umgehauen.

Mir wurde wieder einmal bewusst, dass jeder Mensch seine ganz eigenen Themen hat, seine eigenen Kämpfe kämpft und ich als Betrachter oder Sitter nur einen Bruchteil davon mitbekomme. Dafür aber die ganz tiefen Themen. Der bebende Raum ließ mich innerlich immer näher zu mir selbst rücken. Eine Dankbarkeit setzte ein, dass ich in einem Seminar ankommen darf, das immun gegen Skandale ist.

Nach drei Stunden war diese erste Session, zumindest für mich in meiner Rolle als Sitter, vorbei. Mein Partner malte, nachdem er wieder aufwachte, ein Bild, um das Erlebte festzuhalten – und nach einer anschließenden Integrationsrunde war es so weit. Zeit für meine eigene erste Session holotropes Atmen.

Noch mal schnell unter die Dusche, dann rein in den Jogger und der letzte Griff zu meinem Lieblings-Sportshirt. TIME TO PLAY prangerte jetzt in dicken Buchstaben auf meiner Brust.

»Abenteuer!«, hallt es in mir, ich bekomme Gänsehaut, lächle und stelle mir vor, als würde ich wie früher in die Halle zu einem wichtigen Spiel einlaufen. Die Dopamin-Spitze katapultiert mich in den Wettkampf-Modus, der Gedanke, dass ich richtig aufräumen möchte, trägt mich förmlich in den Raum des Geschehens. Aufrecht möchte ich meinen Endgegnern begegnen, alle Energie in mir kanalisieren, in dieser Session ganz abtauchen.

Ich stelle mich mir

Mein Platz ist vorbereitet, ein paar Feinheiten noch, damit ich mich wohlfühle, und ich bin bereit. Langsam komme ich an, halte die Energie in mir gebündelt wie Iron Man in seiner Brust. Eine kurze Erklärung zur Atmung selbst, dann wird der Raum dunkler, die Musik startet. Ich atme tief ein und schnell aus, wie ich es in meinen Electric-Motion-Sessions gewohnt bin. Pushe mich, steigere die Intensität meiner Atmung, spüre, wie mein Körper reagiert, lasse ihn machen. Langsam entferne ich mich aus meiner Umgebung, spüre meinen Körper beben.

Nun tauche ich ab, sehe Bilder, urzeitliche Gestalten, finde mich in einem dunkler werdenden Wald wieder. Tannen versperren mir die Sicht, ich versuche zu schreien, aber mein Mund öffnet sich nicht, etwas hält mich zurück. Mein Körper verkrampft, ich schwitze, bewege mich auf und ab, die Szenen wechseln, ich verliere das Zeitgefühl. Ein Impuls kommt in mir auf, doch einen Ton abzugeben. Ganz bei mir presse ich einen kaum hörbaren Ton aus meinem Mund. Meine Brust bäumt sich auf, verkrampft berühren nur noch meine Arme, Schultern und Fersen die Matte unter mir. Zwei weitere Töne entweichen, während ich zurück auf die Matte falle, nur um mich mit Luft vollzupacken. Meine Hände krallen sich in die Matte, zerren am Laken, zerreißen es fast. Es staut sich etwas in mir auf, bis es aus mir herausplatzt. Mit aufgerissenem Mund schreie ich. Habe mich noch nie so schreien hören. Und das war erst der Anfang.

Liegend hole ich Luft, bäume mich auf, schreie, so laut ich kann. Wiederhole diesen Ablauf, bis meine Stimmbänder brennen, schmerzen. Es muss raus, etwas muss raus. Ich mache weiter, kann nicht mehr aufhören, bis jemand plötzlich seine Hand auf meinen Brustkorb drückt, mir einen Widerstand beim Aufbäumen gibt. Schlagartig falle ich wie ein Kartenhaus in mich zusammen. Eine brutale Energie pocht weiter in mir. Die fremde feminine Hand auf meiner Schulter schlage ich weg. Stille. Die Energie in mir verändert sich, scheint sich zu verschieben. Etwas Verletzliches steigt in mir hoch.

Zurück im Wald schaue ich zwischen den dunklen Tannen hindurch, sehe Berge, einen warmen orangeroten Horizont. Wie Feuer. Ein Gefühl zeigt sich, ein Gefühl, das ich nicht zuordnen kann. Es fühlt sich weit, verletzlich, groß und stark an. Tränen laufen über mein Gesicht, doch ist es keine Trauer, keine Freude, nur Tränen gebadet in Leichtigkeit. So nehme ich sie an.

Die Musik ändert sich. Meine Atmung wird ruhiger. Atempause gefolgt von Atempause. Keine Bewegung. Kein Impuls. Spüre, wie meine sachlichen Gedanken übernehmen wollen, eine Erklärung suchen. Ich lache sie aus, sage ihnen, hier sei kein Platz für sie. Die Gedanken ziehen sich zurück, werden klein, kleiner, winzig. Ich möchte mehr, habe noch mehr Energie. Genieße diese starken Empfindungen, diese Bilder, Szenen, besser als jeder Film. Es ist meine Welt.

Starte wieder mit tiefer werdenden Atemzügen, beschleunige, höre Indi rufen »Jiha, gib ihm!« und trete meine letzte Reise für diese Session an.

Meine Hände bestehen aus schwarzen skelettartigen Fingern. Sie brennen in den Farben des Horizonts. Ich hebe sie vor mich, öffne die Handflächen und spreize die Finger voneinander. Die

Fingerspitzen brennen lichterloh. Möchte den Wald nicht in Brand stecken, merke die pure Energie in meinen Fingern stärker werden. Eine unbändige Kraft in meinem Körper zerrt an mir. Ich setze mich auf. Die Augen bleiben geschlossen. Es schält sich vor mir eine sich langsam nähernde, um die Bäume schleichende, große schwarze Gestalt aus der Dunkelheit. Zwischen Ästen und dem braunen Boden kaum zu erkennen, fixieren mich gelbe Augen. Während meine linke Hand weiterhin verkrampft brennt, greife ich mit der rechten plötzlich nach einem silbrig-weiß leuchtenden Schwert. »Ich bin unverletzlich!«, strömt es durch mich hindurch. Abwartend, hellwach stelle ich mich der Dunkelheit. Furchtlos treffen wir aufeinander. Der Kampf beginnt ...

Ein neuer Raum öffnet sich

Seither durfte ich viele holotrope Atemsessions besuchen. Meist dauerten sie mehrere Stunden. Die beschriebenen Szenen zeigen dabei nur einen Teil einer Session. Wobei man auch dazu sagen muss, ich erlebte in meinen bisherigen Sessions durchweg hochintensive Szenen mit vielen Bildern. Das ist sehr individuell und es gibt auch Menschen, die wenige bis gar keine Bilder sehen, eher körperliche Empfindungen haben oder sich mit tief liegenden schmerzlichen Traumata befassen dürfen.

Die beschriebene manuelle Intervention ist auch nur eine Möglichkeit eines großen Spektrums der Körperarbeit. Die betreuenden Therapeuten blicken dazu auf mehrjährige Erfahrung im manuellen Umgang mit Traumata zurück und können gut einschätzen, wann diese Interventionen nötig sind und wann nicht. Es kann auch gar keine Intervention nötig sein, da uns unser Körper nur das gibt, was wir in der Lage sind zu verarbeiten. Persönlich benötigte ich bisher zum Beispiel kaum bis gar keine manuelle Intervention oder lehnte sie direkt ab, da ich mich allein durchkämpfen wollte. Es muss passen.

Für die vorangegangene Beschreibung holte ich deshalb etwas aus, um dir zu zeigen, was in solchen Sessions passieren kann. Es gibt eigentlich keine klar isolierbare Atemtechnik für das holotrope Atmen. Ähnlich wie bei Electric Motion (➔ Seite 150 ff.) starten wir zwar mit einer eher aktivierenden schneller werdenden Atmung. Die Magie hinter all diesen Erfahrungen beim holotropen Atmen ist aber eher ein Zusammenspiel aus wohliger Umgebung, qualifizierter Betreuung und der eigenen Bereitschaft, den eigenen Emotionen hemmungsfrei Raum zu geben.

Du siehst, auch bei dem holotropen Atmen spielt dein mentaler Zustand eine entscheidende Rolle, um voll und ganz in diesen Prozess einzutauchen. Lässt du deinen Kopf und Körper los, tauchst du in dein Unterbewusstsein ab und es können sich unterschiedliche Themen zeigen. Akzeptierst du das, was dir dein Unterbewusstsein schickt, kann es sich entwickeln und auflösen. Das kann über Bilder, Empfindungen bis hin zu starken Emotionen führen und ist alles ein Teil von deinem Prozess.

Je größer das aufzulösende Thema, desto mehr Raum wirst du im Anschluss haben für Neues. Wie Freude, Liebe, Klarheit, Energie, Aufmerksamkeit, Zeit, Ruhe, Leichtigkeit, Motivation oder ein reines Glücksgefühl. Du wirst dich mehr ganzheitlich betrachten können. Dieses Kapitel soll dich dazu ermuntern, weiter neugierig und mutig zu bleiben.

> WOHL KEINE ATEMTECHNIK VERBINDET DEN MENTALEN ASPEKT DER ATMUNG MIT DEM KÖRPERLICHEN SO EINDRÜCKLICH WIE DAS HOLOTROPE ATMEN.

RÜCKKEHR:
Den eigenen Weg wertschätzen

Am Flughafenschalter stehend, denke ich zurück an die Verabschiedung, meinen letzten Abend an diesem Ort am Meer, mit Menschen, die auch auf ihrer Reise sind, das Leben als das sehen, was es ist, eine stete Veränderung, sich nicht mit dem offensichtlichen meist einfacheren Weg zufrieden geben, ihren eigenen Weg gehen, ihre eigene Welt kreieren wollen. An solchen Orten wie diesem treffe ich sie, mache und teile intensive Erlebnisse, verbinde mich mit ihnen auf einer ganz eigenen Ebene. Eine Ebene, auf der viel gesprochen, diskutiert, ausgetauscht wird, über Themen, für die es im normalen Alltag kaum eine Möglichkeit gibt. So viele Nationen an einem Tisch, so viele Einstellungen, Werte. Doch das eine hält uns verbunden, die gemeinsamen Erlebnisse, der eigene Weg und der Respekt für die Themen des anderen.

Ich denke, genau darum geht es. Den Weg anderer Menschen wertzuschätzen, anzuerkennen, ihr Ziel zu respektieren. Erst wenn das möglich ist, bin ich wirklich bei mir. Bis dahin vergleiche ich mich, bewerte, kategorisiere meine Umwelt, anstatt mich dem Fluss des Lebens hinzugeben. Frag dich einmal, ob du auch durch Vorurteile geprägt bist, andere Menschen automatisch in Schubladen packst, nur auf der Grundlage einer Zahl oder eines ersten Eindrucks. Falls ja, mach dir bewusst, dass dies auch mit dir passiert und dein Selbstbild, wie du dich selbst siehst, oft nicht mit dem Fremdbild, wie dich andere Menschen sehen, übereinstimmt.

MEINE STORY: Hier gehöre ich hin

Die Dame am Schalter gibt mir mein Ticket, wünscht mir einen guten Flug, der anschließend wie in einem Stummfilm an mir vorbeizieht. »Herzlich willkommen in Stuttgart«, knarzt es durch die Flugzeuglautsprecher. Die Stewardess, eine dezent geschminkte adrette Frau in ihren Vierzigern. Wie viele Menschen sie täglich sieht, die so grundunterschiedlich sind: Die Geschäftsleute, die, kaum dass die Räder bei der Landung den Boden berühren, schon die Handys anschalten. Die Touristen, die sonnengebrannt aus ihrem Urlaub, bepackt mit neuen Erfahrungen, zurückkommen. Die Familien, die den Flieger durch Dauerbesuche der Toilette bei Laune halten. All diese unterschiedlichen Leben, in die sie während eines Fluges geballt hineinschaut und doch nur einen kleinen Einblick erhaschen kann.

Wie bei dieser Stewardess sieht auch mein Alltag aus. Bekomme ich nur einen kleinen Eindruck von den Menschen aus meiner Umgebung, ganz gleich, wie nahe sie mir stehen, teile ich vielleicht sogar mein Leben mit dieser Person, weiß ich noch immer nicht, was tief in ihr vorgeht. Kann es nur erahnen, interpretieren, doch wird es nie die Wahrheit sein. Nur ein Teil dessen, was ich sehe oder glaube zu sehen. Ein Teil, der sich in mein Puzzle einfügt, das nur mit den von mir gemachten Erfahrungen ein Bild ergibt. Dieses Bild spiegelt nur meine Sicht wider, nicht mehr und nicht weniger. Woher kann ich glauben zu wissen, was andere Menschen denken, wie es ihnen geht oder was sie gerade beschäftigt? Vermutungen. Reine Vermutungen.

Lebe ich ein erfüllteres Leben als du? Oder bist du als Frosch in deinem Brunnen viel glücklicher als ich im großen Ozean? Ist das überhaupt wichtig? Nein, ist es nicht. Denn ich, wie jeder andere Mensch, wenn ich ihn sehe, ist auf seiner eigenen Reise und dort gerade an einem gewissen Punkt. Weder weiß ich, was davor war, wo diese Person gestartet ist, noch, ob es überhaupt ein Ziel gibt.

IST NICHT DIE EINZIGE KONSTANTE IN UNSEREM LEBEN DIE VERÄNDERUNG, DIE ES ZU UMARMEN GILT?

So verlasse ich den Flughafen und setze mich etwas abseits auf eine Bank. Schaue mir all die Reisenden an, deren Reise noch lange nicht vorbei ist. Sie steigen in Taxis, die Bahn, den Bus, verabschieden und begrüßen andere Menschen. Familien umarmen sich, Tränen fließen, Paare trennen sich, Kinder werden auf den Arm genommen. Ich sitze weiter auf der Bank. Sauge diesen Trubel, diese Emotionen, das schnelle Treiben, hektische Ein- und Ausparken ein. Schaue nur und lächle. Spüre, wie es mir wärmer wird, obwohl es bereits Nacht ist. Ich fühle mit. Freue mich. Verstehe die Hektik. Sehe, wie all das ineinandergreift, zusammengehört, eine eigene Welt ist. Alles kleine Inseln sind, die ich von meiner Insel aus betrachte.

Als hingen meine Füße von einem Steg, schaue ich nach unten. Meine Augen schließen sich. Es kommt mir vor, als berührten meine Zehen warmes Wasser. Ich beuge mich leicht vor, halte mich an salzigen groben Holzplanken fest, während mir eine leichte Meeresbrise über das Gesicht streichelt. Ich tauche ab. Wellen brechen sachte unter mir. Ich atme langsam ein, halte die Luft an und lass diesen Moment langsam aus meinem Mund strömen. Lasse etwas los. Komme an, ganz bei mir. Atme langsam ein. Spüre die Ruhe in mir, die Wärme in mir aufsteigen. Merke, dass ich vor mir nicht mehr flüchten brauche. Es ist alles da, wo es sein soll. Alles in mir, genau da, wo es hingehört.

»Spiel weiter. Es macht so viel Spaß!«, meldet sich eine Stimme in mir. Ich verspreche es. Ich verspreche mir, all das Erlebte zu nutzen. Es sich weiterentwickeln zu lassen wie in einer

Atemsession. Mich dem Prozess hinzugeben, mich treiben zu lassen, meine Emotionen zu akzeptieren, sie loszulassen, Grenzen zu setzen, diese zu verteidigen, für mich da zu sein, um auch ganz für andere Menschen da zu sein, die, die mir am wichtigsten sind, an Stelle eins zu setzen.

Ich höre meinen Namen. Höre ihn erneut. Jemand ruft nach mir. Ich öffne die Augen und realisiere, wo ich gerade bin. Bei mir und doch in dieser anderen Welt. Lächle seelig. Sehe mein Begrüßungskomitee auf mich zukommen, schließe meinen vor Freude strahlenden Sohn in die Arme, meine Basis, meine Familie. Ich bin am Ziel angekommen, bereit, nach Hause zu gehen.

Sich in Wärme baden – Tummo 2.0

Um ganz bei dir in dieser Wärme, Ruhe und wohligen Klarheit anzukommen, gibt es eine einfache uralte Atemtechnik. Ich nenne sie Tummo 2.0, da sie eine Erweiterung der aktivierenden Tummo-Atemtechnik ist, die dem Full Yogic Breath (→ Seite 141 ff.) ähnelt und als »Innere Feuer«-Meditation bekannt ist.

Tummo 2.0 wird noch heute von tibetischen Mönchen genutzt, um in einer Abschlusszeremonie das in den Bergen liegende Kloster mit einem nassen Tuch auf den Schultern zu umrunden. Über mehrere Stunden laufen die Mönche so um das Kloster und trocknen, trotz sehr niedriger Außentemperaturen, das auf der nackten Haut aufliegende Tuch. Auch wenn Tummo, im Westen als Wim-Hof-Methode bekannt, eine starke Hyperventilation forciert, ist Tummo 2.0 der eigentliche Kern der Technik, um die Wärme im Körper über einen längeren Zeitraum aufrechtzuerhalten. Würden die Mönche auf Höhen über 3000 Metern hyperventilierend um ein Kloster laufen, fände die Abschlusszeremonie ein wohl jähes Ende.

Diese Atemtechnik verbindet mehrere Teile verschiedener bisher erläuterten Atemübungen. Um den vollen Effekt für dich herauszuholen, schau dir an, inwieweit du dich bei einer längeren Atemsession von 10 bis 15 Minuten mit Tummo 2.0 entspannen kannst.

Übungsablauf

Tummo 2.0 ist geprägt durch eine zeitliche Abfolge von Ein-, Ausatmung und Atempausen. Du kannst liegen, sitzen oder stehen, ganz so, wie du möchtest. Nimm die folgende Ausführung als Basis:

EIN	HALTEN	AUS	HALTEN
4	4	8+	4

Die Zahlen stehen wie bisher für Sekunden oder Schritte. Schließe für die Übung deine Augen. Über die Nase wird eingeatmet und über den Mund ausgeatmet. Orientiere dich dabei an deinem Gefühl. Starte mit der erwähnten zeitlichen Ausführung, bis du dich damit wohlfühlst.

Bist du bereits FORTGESCHRITTEN, ...

- ... kannst du die Einatmung anpassen, indem du
  - dein Tempo weiter reduzierst,
  - die 3-L-Atmung (→ Seite 73) ausführst,
  - tiefe volle Atemzüge nimmst,
  - dir vorstellst, dass sich Wärme oder Flammen in deinem Körper ausbreiten.

- ... und auch deine Ausatmung anpassen, indem du
  - so lange ausatmest, wie du kannst,
  - aktiv brummst,
  - muskulär komplett loslässt,
  - mental abgibst.

Versuche, die Atempausen beizubehalten, spiele aber mit einer Verlängerung der Ein- und Ausatmung. Die Ausatmung sollte weiterhin deutlich länger als die Einatmung sein.

Ganz gleich, ob du die bisherigen Übungen für dich ausprobiert hast, sie vielleicht sogar schon beherrschst, Tummo 2.0 kannst du so skalieren, wie es zu deinem momentanen Trainingsstand passt. Geh also gern direkt in die Umsetzung, schaff dir eine Umgebung, die dich dazu einlädt und spüre, wie sich die Wärme in deinem Körper ausbreitet.

»Wer nach außen schaut, träumt.
Wer nach innen schaut,

ERWACHT.«

– C. G. JUNG –

Equilibrium:
Was hat sich verändert?

Wenn du es bis hierhin geschafft hast, wird dir inzwischen klar sein, dass sich durch die Atmung einiges verändern kann. Hast du das in den Übungen selbst gemerkt?

Die letzten 20 Jahre haben meine persönliche Entwicklung stark geprägt, mir die Möglichkeit gegeben, mich mit all meinen Facetten wahrzunehmen und final zu akzeptieren. Gefühle wie Wut oder Ängste gehören genauso zu mir wie Liebe oder die Lust auf ein neues Abenteuer. Helle wie dunkle Anteile bedingen sich schließlich gegenseitig.

Heute schenke ich mir die Zeit, hinter diese Gefühle zu schauen, ihnen einen Raum für Veränderung zu geben. Dabei gestehe ich mir ein, dass ich das darf. Ich darf traurig sein, wütend oder weiche Knie bekommen, nicht Herr jeder Situation sein oder Fehler machen. Es ist okay.

In der heute meist schnelllebigen Welt hat mich die Atmung gelehrt, geduldig zu sein, auf meine innere Kraft zu vertrauen und mir mein höchstes Gut vor Augen geführt: Zeit.

Jede persönliche Entwicklung benötigt Zeit. Zeit für Erfahrung. Zeit zur Reflexion und Zeit zur Integration, um einen sinnstiftenden Transfer in den Alltag zu schaffen. Dafür entkopple ich mich weiterhin regelmäßig von meiner Umwelt, nehme mir diese Zeit für mich, um abzutauchen, ob in einer Atemsession an der Oberfläche oder aktiv unter Wasser. Kehre ich zurück in meinen Alltag, rücke ich erneut näher zu mir, spüre diese Ruhe, genau hier richtig zu sein.

Kennst du dieses Gefühl, wenn es scheint, als würde all dein Tun ineinandergreifen? Die Fähigkeit, ganz in einem Moment aufzugehen, als stünde die Zeit still? Genau danach strebe ich weiter. Schließlich dürfen diese Veränderungen in meinem Leben weitergehen. Ich denke, unser Leben ist dabei wie dieses Buch, eine Momentaufnahme. Eine Sammlung aus all dem, was war, und all dem, was ist. Der Atem ist hier unser steter Begleiter, Taktgeber oder Anker. So, wie er uns mit einer Einatmung in dieses Leben holt, gibt er uns mit einer Ausatmung frei.

Ein Geben und ein Nehmen.

Von hell zu dunkel.

Ein Gleichgewicht.

Danksagung

Liebe Leserin, lieber Leser,

die Fertigstellung dieses Buches markiert nicht nur einen Wendepunkt auf meiner eigenen Reise, sondern wäre ohne die Unterstützung und Liebe vieler wunderbarer Menschen nicht möglich gewesen.

Zuerst möchte ich meinem langen Atem danken, der mich durch jede Korrektur, jede Revision und jeden Moment der Selbstzweifel getragen hat. Es ist dieser unbändige Wille, der mich niemals aufgeben ließ und mir die Ausdauer schenkte, dieses Buch zu vollenden.

Ein besonderer Dank gebührt meinen Lehrern und Coaches, die mich auf den Weg der Selbsterfahrung geführt haben. Durch ihre Erfahrung, Weisheit und Anleitung habe ich gelernt, mich selbst, meine Gedanken und Gefühle zu erkunden, und damit den Mut gefunden, meine innere Stimme zu hören, ihr bis heute zu folgen.

Danke, lieber Michael, der Mann hinter der Struktur dieses Buches, der mir klar und deutlich bis zum Schluss mit Rat und Tat zur Seite stand.

Meiner Korrekturleserin Anna und meiner Lektorin Diana danke ich von Herzen für ihre sorgfältige Arbeit und wertvollen Rückmeldungen. Ihre Geduld und ihr Engagement haben dazu beigetragen, dass dieses Buch seinen finalen Glanz erlangt hat.

Ein aufrichtiger Dank geht an meine Freunde und Familie, die ich bis zum Schluss nicht eingeweiht hatte. Ihr Verständnis dafür, dass ich mich kaum zeigte und es zeitweise keine Besuche oder Anrufe gab, ist für mich von unschätzbarem Wert. Eure Unterstützung weiß ich von Herzen zu schätzen. Danke.

Ein ganz besonderer, kaum in Worte zu fassender Dank gebührt meiner Frau Ines, deren Liebe, Energie und unermüdlicher

Rückhalt mir die Kraft gab, dieses Projekt zu verwirklichen. Ihre bedingungslose Unterstützung und die herrlichen Mahlzeiten, die sie mir zubereitet hat, haben meine Seele genährt, meinen Geist gestärkt und verhalfen mir zu Atempausen, ohne die ich es nie geschafft hätte.

Abschließend danke ich von Herzen meinem Sohn Liam, der mir mit seiner unerschütterlichen Neugier und seinem offenen Herzen gezeigt hat, wie wichtig es ist, den eigenen Emotionen Raum zu geben und der Welt unvoreingenommen zu begegnen.

In all den Momenten der Freude, des Zweifels und der Inspiration habt ihr mich begleitet und ermutigt. Möge dieses Buch auch euch einen Funken der Erkenntnis, des Trostes oder der Inspiration schenken, wie ihr es mir durch eure Liebe und Unterstützung geschenkt habt.

In tiefster Dankbarkeit
Euer Timo

Quellen

1 Ashhad, S./Kam, K./Del Negro, C. A./Feldman, J. L. (2022): *Breathing Rhythm and Pattern and Their Influence on Emotion.* Annual Review of Neuroscience, 45, 223–247.
Homma, I. & Masaoka, Y. (2008): *Breathing rhythms and emotions.* Experimental Physiology, 93(9), 1011–2021.
2 Jerath, R./Edry, J. W./Barnes, V. A./Jerath, V. (2006): *Physiology of long pranayamic breathing: Neural respiratory elements may provide a mechanism that explains how slow deep breathing shifts the autonomic nervous system.* Medical Hypotheses, 67(3), 566–571.
Kai, S./Nagino, K./Aoki, T./Imura, T./Kiyoshima, K./Satake, K./Matsuura, K./Mima, K./Yasuoka, S./Yabuuchi, A. (2021): *Cardiac Autonomic Nervous System Activity during Slow Breathing in Supine Position.* Rehabilitation Research and Practice, 6619571.
Huckstepp, R. T. R./Cardoza, K. P./Henderson, L. E./Feldman, J. L. (2015): *Role of Parafacial Nuclei in Control of Breathing in Adult Rats.* The Journal of Neuroscience, 35(3), 1052–1067.
Fuller, D. D./Rana, S./Smuder, A. J./Dale, E. A. (2022): *The phrenic neuromuscular system.* Handbook of Clinical Neurology, 188, 393–408.
3 Settergren, G./Angdin, M./Astudillo, R./Gelinder, S./Liska, J./Lundberg, J. O./Weitzberg, E. (1998): *Decreased pulmonary vascular resistance during nasal breathing: modulation by endogenous nitric oxide from the paranasal sinuses.* Acta physiologica Scandinavica, 163(3), 235–239.
Lundberg, J. O./Settergren, G./Gelinder, S./Lundberg, J. M./Alving, K./Weitzberg, E. (1996): *Inhalation of nasally derived nitric oxide modulates pulmonary function in humans.* Acta physiologica Scandinavica, 158(4), 343–347.
Sánchez Crespo, A./Hallberg, J./Lundberg, J. O./Lindahl, S. G./Jacobsson, H./Weitzberg, E./Nyrén, S. (2010): *Nasal nitric oxide and regulation of human pulmonary blood flow in the upright position.* Journal of applied physiology, 108(1), 181–188.
Martel, J./Ko, Y. F./Young, J. D./Ojcius, D. M. (2020): *Could nasal nitric oxide help to mitigate the severity of COVID-19?* Microbes and infection, 22(4–5), 168–171.
4 McLaughlin, L./Goldsmith, C. H./Coleman, K. (2011): *Breathing eva-*

luation and retraining as an adjunct to manual therapy. Manual therapy 16(1), 51–52.

5 Weinberger, B./Heck, D. E./Laskin, D. L./Laskin, J. D. (1999): *Nitric oxide in the lung: therapeutic and cellular mechanisms of action.* Pharmacology & therapeutics, 84(3), 401–411.

6 Mehling, W. E./Hamel, K. A./Acree, M./Byl, N./Hecht, F. M. (2005): *Randomized controlled trial of breath therapy for patients with chronic low-back pain. Alternative therapies in health and medicine,* 11(4), 44–53.
Hruska Jr., R. J. (1997): *Dysfunctional Respiratory Mechanics on Orofacial Pain.* Dental Clinics of North America 41(2), 211–227.

7 Kahn, S./Ehrlich, P. (2018): *Jaws: The Story of a Hidden Epidemic.* Stanford University Press.

8 Russo, M. A./Santarelli, D. M./O'Rourke, D. (2017): *The physiological effects of slow breathing in the healthy human.* Breath, 13(4), 298–309.

9 Hallman, D. M./Lyskov, E. (2012): *Autonomic regulation, physical activity and perceived stress in subjects with musculoskeletal pain: 24-hour ambulatory monitoring.* International journal of psychophysiology: official journal of the International Organization of Psychophysiology, 86(3), 276–282.

10 González, J./Cavelli, M./Mondino, A./Castro-Zaballa, S./Brankačk, J./Draguhn, A./Torterolo, P./Tort, A. B. L. (2022): *Breathing modulates gamma synchronization across species.* Pflügers Archiv – European Journal of Physiology, 475(1), 49–63.
Fernandez-Ruiz, A./Sirota, A./Lopes-dos-Santos, V./Dupret, D. (2023): *Over and above frequency: Gamma oscillations as units of neural circuit operations.* Neuron, 111(7), 936–953.

11 Yilmaz Balban, M./Neri, E./Kogon, M. M./Weed, L./Nouriani, B./Jo, B./Holl, G./Zeitzer, J. M./Spiegel, D./Huberman, A. D. (2023): *Brief structured respiration practices enhance mood and reduce physiological arousal.* Cell Reports Medicine 4(1).
Seppälä, E. M./Bradley, C./Möller, J./Harouni, L./Nandamudi, D./Brackett, M. A. (2020): *Promoting Mental Health and Psychological Thriving in University Students: A Randomized Controlled Trial of Three Well-Being Interventions.* Frontiers in Psychiatry, 11: 590.
Ng, H. H./Wu, C. W./Huang, F. Y./Cheng, Y. T./Guu, S. F./Huang, C. M./Hsu, C. F./Chao, Y. P./Jung, T. P./ Chuang, C. H. (2021): *Mindfulness Training Associated With Resting-State Electroencephalograms*

Dynamics in Novice Practitioners. Mindful Breathing and Body-Scan. Frontiers in psychology, 12: 748584.
Obaya, H. E./Abdeen, H. A./Salem, A. A./Shehata, M. A./Aldhahi, M. I./Muka, T./Marques-Sule, E./Taha, M. M./Gaber, M./ Atef, H. (2023): *Effect of aerobic exercise, slow deep breathing and mindfulness meditation on cortisol and glucose levels in women with type 2 diabetes mellitus: a randomized controlled trial.* Frontiers in physiology, 14: 1186546.

12 Chaitanya, S./Datta, A./Bhandari, B./Sharma, V. K. (2022): *Effect of Resonance Breathing on Heart Rate Variability and Cognitive Functions in Young Adults: A Randomised Controlled Study.* Cureus, 14(2), e22187.

13 Lehrer, P./Kaur, K./Sharma, A./Shah, K./Huseby, R./Bhavsar, J./ Sgobba, P./Zhang, Y. (2020): *Heart Rate Variability Biofeedback Improves Emotional and Physical Health and Performance: A Systematic Review and Meta Analysis.* Appl Psychophysiol Biofeedback 45, 109–129.

14 Schott, C. (2022): Dr. Cordelia Schott über verschüttete Emotionen und die Atmung als Werkzeug [Audio-Podcast]. In »Atempause mit Timo Niessner. Restorative Breathing.« https://open.spotify.com/episode/6HCZmF6cnC2cuGVqIJikgk.

15 Schagatay, E./Andersson, J. P. A. (1998): *Diving response and apneic time in humans.* Undersea and Hyperbaric Medicine, 25(1), 13–9.
Schagatay, E. (2014): Human breath-hold diving ability and its underlying physiology. Human Evolution, 29(1–3), 125–140.

16 Herhaus, B./Conrad, R./Petrowski, K. (2023): *Effect of a slow-paced breathing with heart rate variability biofeedback intervention on pro-inflammatory cytokines in individuals with panic disorder – A randomized controlled trial.* Journal of Affective Disorders, 326, 132–138.

17 Marshal, L.J. (1999): *Nyae Nyae! Kung Beliefs and Rites.* Peabody Museum Press.